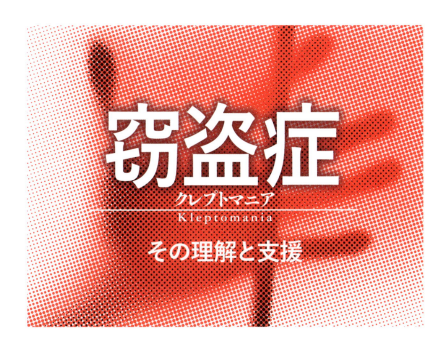

窃盗症
クレプトマニア
Kleptomania

その理解と支援

竹村道夫・吉岡隆 編集

中央法規

はじめに

　法務省が毎年作成し，日本における犯罪情勢と犯罪者処遇の実情を伝える「犯罪白書（平成29年版）」[1]によると，窃盗犯は刑法犯認知件数の7割以上を占めています。窃盗による受刑服役者の2年以内再入率は，覚せい剤よりも高率で，再犯までの期間は覚せい剤よりも短いということです。常習窃盗に司法が対処し切れていないことは明白です。

　現在，先進国で日常的に最もよく見られる窃盗の手口は万引きです。万引きは，かつては，少年犯罪の代表でした。近年，わが国では，一般成人や社会人，職業人，主婦，高齢者などによる万引きの増加が社会的問題になっています。この背景には，店舗構造と販売形式の変化があります。現在，日本では，セルフ販売方式が一般的になりました。顧客が店に備え付けられた買い物かごを抱えて商品棚を眺めながら店内を歩き回り，自分が欲しい品物を選んでかごに入れ，最後にレジを通し精算するのが一般的な買い物スタイルです。店員と会話しながら商品を注文する対面販売方式の商店は，徐々に少なくなってきました。窃盗衝動のある人にとって，目の前の棚に商品があふれるセルフ販売店の売り場環境は誘惑的です。万引きをしたときにも，犯人には被害者の顔が想像しにくいという理由もあります。

　成人，高齢者層の万引き常習者のなかには，窃盗以外の反社会的行為がなく，自らの窃盗衝動を制御できず，悩んでいる一群の人々がいます。リスクに見合わない少額の万引き行為を繰り返しているのが特徴です。これらの常習窃盗は，犯罪行為であるとともに精神障害でもあると考えられます。そして，病的な常習窃盗は，処罰だけでは更生できず，再犯は予防できません。

▶ 文献

1) 法務省法務総合研究所『平成29年版　犯罪白書—更生を支援する地域のネットワーク』2017.

一方で，精神医学は，これまで病的窃盗の研究と治療の分野に十分には対処できていませんでした。それでも，病的窃盗の実態が知られるようになるとともに，再犯予防に関してほぼ無効な司法的対処の代替案として，医学的アプローチが期待されています。病的窃盗の治療は，まだまだ挑戦と開発途上にありますが，治療は有効で，回復は可能です。治療に積極的で協力的な患者の回復率は，アルコール依存症，薬物依存症，ギャンブル障害などのそれと同等であるという印象をもっています。私たちは，専門医療によって，病的な常習窃盗にかかる社会的コストを低減できると信じています。

病的賭博（ギャンブル障害）は行動嗜癖の代表ですが，心理的には，窃盗症も同じグループの嗜癖性精神障害であると私たちは考えています。ただ嗜癖対象が犯罪行為そのものであり，しかも，患者でもある嗜癖者の病的行動には直接の被害者が存在するという点が際だった特徴です。そのために，病的窃盗の理解，常習窃盗からの回復のためには，精神医学だけではなく，多方面の専門家の協力による集学的アプローチが必要です。

そのような点に配慮して，本書では，精神医学だけではなく，広く，心理学，法学，司法，マスメディア関係者など，多くの識者から経験，情報を集めることにしました。さらに，常習窃盗からの回復途上の患者さんやご家族の手記を募集して収録しました。

本書は，専門家ではない一般読者にも理解しやすいように，という点を念頭に置いて編集しました。窃盗症に悩まれている患者さんご本人，ご家族，そして，常習窃盗問題にかかわる多くの方に，お役に立てることを期待しています。

2018年4月

編者　竹村道夫

目　次

窃盗症
クレプトマニア
Kleptomania

その理解と支援

目 次

はじめに……………………………………………………………………… 1

序章　アディクションとクレプトマニア　　7

第1章　当事者と家族の体験　　13

第1節　当事者が語る　　14

両方は手に入らない／ 14

クレプトマニアという病／ 21

忘れられないあの日の判決／ 25

生きるための窃盗癖／ 30

万歩計から発症した摂食障害／ 34

子どもの頃に受けた傷／ 39

受刑中のミーティング／ 43

夫の暴力から逃れたあとに／ 48

良い子を演じているうちに／ 53

子どもと二人で狂気の生活／ 57

1日に5通のメール／ 61

第2節　家族が語る　　68

子どもの受験をきっかけに／ 68

「助ける」から「邪魔をしない」へ／ 72

ママが出かけるとき／ 77

家族としてできること／ 83

私が娘を治してみせる／ 87

第2章 回復に向けて 93

第1節 医療の立場から 94

第2節 相談援助の立場から 109

第3節 司法の立場から 137

第4節 法律学の立場から 160

第5節 ジャーナリズムの立場から 185

　Ⅰ　万引きという病と報道／ 185
　Ⅱ　裁判の実際／ 194

第6節 治療機関における実践活動 207

　Ⅰ　サイコドラマ／ 207
　Ⅱ　窃盗事犯公判傍聴／ 216
　Ⅲ　留置場・拘置所へのメッセージ／ 228

資料　窃盗癖関連新聞記事リストと要旨 233

おわりに……………………………………………………………… 248
編者紹介・執筆者一覧……………………………………………… 250

序 章

アディクションと
クレプトマニア

1 嗜癖（アディクション）とは何か

「嗜癖」という言葉を聞いたことはあっても，理解できない，説明できないという人は少なくないと思われる。「嗜癖」の「嗜」は，「嗜好品」の「嗜」，「嗜む」は「たしなむ」と訓読みされる。広辞苑で「嗜癖」を調べると，「あるものを特に好きこのむ癖」と書いてある。しかし，この説明は簡単すぎて，「困った事態」というニュアンスが欠けている。「嗜癖」は英語の"Addiction"（アディクション）に相当するが，「嗜癖」という漢字が難しいためもあって，「アディクション」というカタカナ語も関係者やマスメディアの間でよく用いられる。

いずれにしても，ここでいう「嗜癖」は単なる「習慣」や「嗜好」よりは少し強い意味があり，「ある習慣への耽溺」を意味する。耽溺とは，対象物にふけりおぼれることである。現代日常用語でいうと，「はまって」しまう状態である。嗜癖は，嗜癖者本人あるいは周りの人にとって都合の悪いことが起こっているのに，その習慣にとらわれてしまって，やめられない状態を意味する。「嗜癖問題」「嗜癖行動」「嗜癖性疾患」というような熟語で用いられることもある。また，嗜癖は病的な癖であるので，「病的賭博」「窃盗癖」のように，「病的」や「癖」をつけて呼ばれることもある。

嗜癖の重症例は病気とされ，「依存症」と呼ばれるが，嗜癖は軽症例から重症例までを含めたもう少し広い概念で用いられる。「中毒」も似たような意味で使われることがある。厳密には，中毒は「ガス中毒」や「フグ毒中毒」のように，本人の好みや意思にかかわらず，「体内に摂取された毒物による生理学的反応」を意味するので，多少とも自分自身で選択志向する「仕事中毒」「ギャンブル中毒」などは医学用語としては不適切である。

「強迫観念」とか「強迫行為」にみられる「強迫」は，「嗜癖」と類似点があるが，同義ではない。例えば不潔恐怖への対抗策としての「強迫的洗浄」，不安を抑えるための「強迫的な戸締まり確認」のように，「強迫」は不快を避けるための行為であって，嗜好品や好きこのむ行動，習慣が変質した「嗜癖」とは異なる。それゆえ「アルコール依存症」や「病的賭博」の本質を「強迫的飲酒」とか「強迫的賭博」であると定義することは，正

確な用語法からは違和感がある。

2　3種類の嗜癖，多重嗜癖

嗜癖問題は，嗜癖対象の点から3種類に分類される。それは，①物質の嗜癖，②行動プロセスの嗜癖，③人間関係の嗜癖である。

①物質の嗜癖は，多くの人に一番なじみのあるアルコールと薬物の乱用・依存症である。

②行動プロセスの嗜癖は，短く「行動嗜癖」と呼ばれることもある。代表が病的賭博（ギャンブル障害）で，窃盗症，借金癖，買い物依存，摂食障害，ワーカホリックなども含まれる。

③人間関係の嗜癖としては，共依存，恋愛依存，暴力的な人間関係などがある。共依存は，アルコール依存症者の配偶者による「強迫的世話焼き」や「愛情という名の支配」に典型的にみられる人間関係の様式を示す用語として1980年代にアメリカで誕生した。しかし，明確な定義のないまま，概念が拡大し，広義では，人間関係の嗜癖と同義で用いられる。

これらの嗜癖性障害は表面的な姿は違っていても同じ空虚感から同じようなメカニズムで発症しているので，例えば，酒とギャンブル，酒と暴力的傾向といったように，同時に二つ以上の嗜癖が合併することが少なくない。これは「多重嗜癖」とか「クロス・アディクション」とよばれる。また，時間をずらして，摂食障害から薬物に，薬物からアルコールに，アルコールからギャンブルにというように対象を変えて個人の嗜癖性障害が続くこともよくみられる。さらにまた，嗜癖には，家族内で固まってみられやすいという特徴がある。例えば，父親がアルコール依存症，母親が共依存，娘が摂食障害，息子が薬物乱用というのは，極めてよくみられる嗜癖家族のパターンである。

アメリカの精神障害診断マニュアル，『DSM-5精神疾患の分類と診断の手引』（2013年）[1] では，嗜癖概念が精神障害の重要なカテゴリーの一つとして採用され，病的賭博が「ギャンブル障害」と名称を変えて，「物

▶文献
1) 日本精神神経学会監修，高橋三郎・大野裕監訳，染矢俊幸・神庭重信・尾崎紀夫・三村將・村井俊哉訳『DSM-5 精神疾患の分類と診断の手引』医学書院，2014.

質使用障害」とともに，物質関連障害および嗜癖性障害群の分類群に含まれた。

3 窃盗癖，常習窃盗，窃盗症

窃盗癖は，ギャンブル障害，インターネット使用障害，買い物嗜癖，性嗜癖，摂食障害などとともに，精神医学的には行動嗜癖の一つとみなされる。精神障害としての常習窃盗，クレプトマニア（Kleptomania）は，古くからある病名であるが，行動嗜癖のなかでも，最も治療体験と研究の蓄積が少なく，実態の解明が遅れている。

クレプトマニアの邦訳名としては，従来，「病的窃盗」「窃盗癖」などが使われてきたが，DSM-5[1] では，日本精神神経学会の訳（2014（平成26）年）によって新しい病名，「窃盗症」が採用された。

常習窃盗を大雑把に3種類に大別すると，①経済的利益のために金目の物品や金銭を盗む職業的犯罪者，②飢えて食物や生活必需品を盗む貧困者，そして③金があるのに些細なものを盗む病的窃盗者，ということになる。もちろん現実には，3類型の境界域，混在型，移行途上など，分類困難なタイプや，この3類型以外の，コレクター（収集家）や知的障害者，認知症による常習窃盗も存在する。本書では，精神障害としての病的常習窃盗の意味では，窃盗癖ではなく，クレプトマニア（窃盗症）という医学用語を用いて，両者を区別する。

4 クレプトマニア（窃盗症）の疾患概念

精神障害としての病的窃盗には，「クレプトマニア」という疾患がある。この疾患の診断基準はかなり制限的であるが，その輪郭は明確ではない。例えば，窃盗症に密接な関係があるとされるうつ病は，DSM-5ではクレプトマニアの合併症の一つとしてあげているが，国際疾病分類，ICD-10では，うつ病に伴う常習窃盗を，クレプトマニアから除外している。

「窃盗症」は，DSM-5では，「秩序破壊的・衝動制御・素行症群」の章に移され分類された。この章に含まれるほかの疾患は，反抗挑発症／反抗挑戦性障害，間欠爆発症／間欠性爆発性障害，素行症／素行障害，反社会

性パーソナリティ障害，放火症，ほかの特定される秩序破壊的・衝動制御・素行症，特定不能の秩序破壊的・衝動制御・素行症である。

　DSM-5による窃盗症の診断基準には，DSM-IV-TR（2009年）からの変更がなく，以下の5項目からなる。

(A)　個人的に用いるためでもなく，またはその金銭的価値のためでもなく，物を盗もうとする衝動に抵抗できなくなることが繰り返される.
(B)　窃盗に及ぶ直前の緊張の高まり.
(C)　窃盗に及ぶときの快感，満足，または解放感.
(D)　その盗みは，怒りまたは報復を表現するためのものではなく，妄想または幻覚への反応でもない.
(E)　その盗みは，素行症，躁病エピソード，または反社会性パーソナリティ障害ではうまく説明されない.

出典：日本精神神経学会（日本語版用語監修），高橋三郎・大野裕（監訳）『DSM-5 精神疾患の診断・統計マニュアル』p.469, 医学書院, 2014.

　問題は，この診断基準Aの条文をどのように理解するかである。狭義解釈者は，窃盗症は「利益のための窃盗」ではなく，「窃盗のための窃盗」であると主張して，「放火のための放火」である放火症（Pyromania）を引き合いに出して説明している。しかし，窃盗行為と経済的利益を完全に切り離すことは，病的賭博（ギャンブル障害）を経済的利益と切り離すことと同様に，現実にはできない。経済的利得が動機に全く含まれない賭博行為や窃盗行為というものは，理論的にはあり得ても現実には存在しない。盗品を多少でも個人的に使用することがあれば，この基準を満たさないと理解すると，窃盗症患者は，臨床上，ほとんど実在しないことになる。

　診断基準Aは，窃盗の主たる動機が，その物品の用途や経済的価値でなく，衝動制御の障害にある，という意味に許容範囲を広く理解すべきだ，というのが筆者らの見解である。実際，筆者らの観察では，窃盗症患者も，経済的利得意識をもって，自分が欲しい物や使用する物を盗み，盗んだ物を使用している。

5 社会的問題としての窃盗症対策

　DSM-5は，万引きで逮捕される人の4〜24％に窃盗症が見られるという数値をあげている。診断基準Aを厳格に適用すると，窃盗症患者は，節約意識をもたず，個人的に使用しない商品ばかりを万引きすることになるが，想像困難な人物像であり，そのような人がこれだけ存在するとはとうてい思われない。現実に，換金目的に金目の商品をねらう職業的窃盗者以外のほぼすべての万引き犯が，自分で摂食する食品や自己使用する商品を窃盗する。

　また，一般人口中の窃盗症有病率に関しては，DSM-IVには記載がないが，DSM-5では，0.3〜0.6％であるとされており，これは，ギャンブル障害（Gambling Disorder）の生涯有病率（0.4〜1.0％）に匹敵するほどの高い数値である。このように，窃盗症は，現在では，以前考えられていたよりはるかに多い精神障害であるとされている。

6 窃盗症患者の特徴

　DSM-5による窃盗症の診断基準以外に，私たちの経験からは，窃盗症患者の多くは，以下のような特徴がみられた。①窃盗の手口として，9割が万引き，②ほぼ全例が単独犯，③経済状態や社会的地位からみて，「リスクに見合わない窃盗犯罪」を繰り返している，④万引き行為以外には反社会的行動がない，⑤職業的犯罪者ではない，⑥窃盗衝動のスイッチが入ると，自力で中断することが難しい，⑦極めて再犯傾向が強い，⑧生理的，心理的飢餓感をもっていることが多い，⑨摂食障害など，ほかの精神障害を合併することが多い，⑩罰金や服役などの罰則ではほとんど更生しない，⑪治療前には，病識がない，⑫専門的治療によって回復できる。

第 **1** 章

当事者と家族の
体験

第1節

当事者が語る

両方は手に入らない

前嶋浩子（仮名・女性・53歳）

歯磨きをするように万引きをする

　自分がなぜ，またどういう動機から万引きを始めたのか，はっきりした原因や理由は今でも分かりません。ただ，事実のみ，生起した順に並べると，まず摂食障害を発症し，症状が拒食から過食，さらに過食嘔吐へと推移し，大量に食べて吐くことを覚えた後に，食べ物を万引きするようになりました。

　そして，しだいに常習化するとともに，最初は食べ物だけだったのがそれ以外のものも万引きするようになりました。ひどいときは盗れそうなものなら何でも手あたりしだいに盗む，という感じだったこともあります。

　私は，進学を機に親元を離れて大学の寮に入り，おそらくその直後に摂食障害を発症したものと思われます。当時，素朴なやせ願望のほかに私にはもう一つ，ぜひ体重を減らしたい理由がありました。

　というのも，私はそれまでの人生において「自分のありようは自分である程度コントロールできている」と思い込んでいたのですが，体重だけは全くコントロールの外だったことがどうにもがまんできなかったのです。そのことが非常な屈辱でもあり，とにかく癪で気に入りませんでした。何とか体重も自分のコントロール下に置きたい，自分の望むような体重，体型になりたい，という思いが強かったと記憶しています。

食事を制限することから始まったダイエットが極端な拒食になり，それが突如過食に転じ，さらに過食嘔吐へと進んだ後に食品の万引きが始まりましたので，よくいわれることですが，「たくさん食べたいのに食品購入に使えるお金には限りがあるから」とか「どうせ吐いてしまうものにお金を使いたくないから」などと説明すると何となくつじつまが合います。

自分にもそういう心理があったことは否定しませんが，ただ，それだけかというとやはり違うというのが正直な気持ちです。私の場合，しだいに食品以外の物も盗むようになりましたし，18歳で発症して以来ずっと摂食障害，それも大半の期間は過食嘔吐を繰り返してきたのですが，ほとんど盗まないでいた時期もあります。単純に過食のみが万引きの唯一の動機とはいえないのではないでしょうか。

一方，毎日必ず何かしら盗んでいた時期もあります。そういうときは，盗むことがほぼ日課のようになっていて，行為が習慣化，自動化されているので，一回ごとに「自分の行為は許されることなのか」「そんなことをしていいのか」などと自問することもなければ，「やろうかやめようか」という逡巡も，「やってしまおう」という選択や決断もありません。

習慣化された日常の行為として，例えば歯磨きでもするように，淡々と行為に及んでいた感じです。おそらくあえて自分を判断停止状態に置くことで，犯罪にほかならない自己の行為を直視することから逃げていたのだと思います。

執行猶予中の万引きでようやく治療に

ともあれ，何度か警察に連れて行かれるようなこともありつつ，何とか穏便に済ませてもらい，周囲には知られることなくどうにかやっていたのですが，不本意ながら学業を終えて社会に出ることとなり，自分の人生が思うに任せなくなってきたころから万引きがひどくなった気がします。万引きを続けながらも一方には「もうやめたい，こんなことを続けていたくない」という気持ちはあるのに，自分ではどうにもやめることができないのです。

盗む量と頻度が増すに従って取り締まる側の対応も厳しくなり，謝れば

帰してもらえる，というわけにいかなくなっていきました。一度は起訴猶予になったものの次は略式命令で罰金刑に，それも結局歯止めにならず，次は起訴されて裁判となり，懲役1年執行猶予3年の判決を受けたのですが，その猶予期間中に再度万引きで逮捕されました。

この事件をきっかけに担当弁護士の尽力で赤城高原ホスピタルへの入院がかない，ようやく専門的な治療を受けることができるようになりました。入院治療と並行して裁判も進行していったのですが，入院から約4か月を経て迎えた判決では，すでに治療に入っていることとその治療に一定の効果が認められることを酌んでという温情ある判断のもと，再度の執行猶予が認められました。6か月の入院加療を経て退院し，現在まで盗まない生活を続けています。

盗品で隙間を埋める

自分の行動がいかにも病的だったと思われるのは，例えば次のようなところです。初めは「欲しい」と思ったものを盗っていたはずなのに，いつの頃からか「盗れそうだ」と思うと盗るようになっていました。別に欲しかったわけでもないのにたまたま店で目に入り，周囲に人目がないなど「盗れそう」な状況だったりすると，「この（盗れそうな）状況で盗らないのは損なんじゃないか」というような，何とも倒錯したおかしな心持ちになり，欲しくもなかったものを盗んで持ち帰ってくるのです。

そういうものは，欲しかったわけでもないので，興味を失ってその辺に放り出してあるのですが，翌日など，いくらか正気に戻ってからそれが目に入ると，自分でもあまりの異常さに慄然とする，ということがしばしばでした。

毎日同じ鞄を持って店に行き，その鞄が口のところまでパンパンになるまで隙間なく商品を詰め込み，てっぺんのファスナーを苦労しながら閉じてようやく「作業完了」という気になっていた時期があります。そうすると，鞄にほんの少しでも空間が残っている間は落ち着かず，「この空いたスペースにちょうど収まる大きさの物はないか」という目で売り場を見回し，手ごろなサイズと形状の商品が見つかると，それが欲しいかどうかと

いうこととは一切関係なく，空いていた隙間に押し込んでファスナーを閉じ，それでようやく安心する，という具合でした。

こうなると，盗ることが目的なのか鞄を隙間なく物でいっぱいにすることが目的なのか，わけが分かりません。ただ，物のためこみにしても，鞄の隙間を埋めることにしても，何かしら心のなかの空隙や欠落をそういう形で埋めようとしていたのではないか，心理的な不全感を物で満たそうという一種の代償行為だったのではないか，という気が今はしています。

他人の視線が行動指針

こうした日常からの転機は，入院治療のきっかけともなった最後の万引き事件です。

逮捕されて留置，さらに拘置されている間，否応なく「自分はなぜ万引きするのか」「なぜ万引きと過食嘔吐をしたくもないのにやめられないのか」といった，それまで考えないようにしてきた問いにようやく正面から向き合うようになりました。

病院の治療プログラムの一つであるミーティングのなかに，自分自身と向き合って過去を振り返り洗い出す「棚卸し」と称する作業があるのですが，私はこの時期に，自己流の不完全な形ながら「棚卸し」にすでに着手したのだと思います。

そのなかで，今まで自分の万引きの原因は過食嘔吐，広い意味での摂食障害であると長い間考えてきたのが，どうやらそうではないらしい，摂食障害になる以前から（それまで万引きをしたことはないけれど）万引きをしかねないような考え方や行動がずっと自分にはあった，と気づきました。摂食障害さえ治せば万引きも自然にとまると簡単に考えていましたが，そうではない，自分に内在するもっと根深い問題なのだと気づいたことがとても大きかったと思います。

幼いころから一貫して私の行動を主導してきたのは，「他人が見ていなければ悪いこともしてしまえる」「他人に知られなければなかったのと同じ」といった，極めて自分本位な，ずるい考え方です。

私は自らの信念や行動指針に従ってではなく，もっぱら他者からの評価

によって行動してきましたので，他人が見ていれば実力以上に評価してもらおうと頑張るのですが，誰も見てくれていないと分かったとたん「頑張ってもしょうがない，ばかばかしい」と手を抜くところがありましたし，それどころか他人の目がなければ，つまり自分の評価は下がらないと思えば，ルールに違反したり悪事をはたらいたりすることにもいっこうに痛痒を感じない，そういう人間でした。

「他人が見ていようといまいとやるべきことはやらなきゃいけないし，やっちゃいけないことはやっちゃいけない」という実に当たり前なことを，今さらながら自分にしつけていかねばならないと考えています。

損をしたくない

「他人が見ていなければ」というもともとの狡猾さに加え，万引きを繰り返していた頃の私は，自分ばかりがいつも損しているとか，貧乏くじを引かされているとか，ほかの人より報われていないとか，そういった不満や怒りや怨嗟を常時心中にくすぶらせていました。

こうした負の感情と，他人の物を盗んでしまえと考えることが，私の場合極めて近いところにあって，両者を結びつけることで自分の行為を自分なりに正当化していた気がします。自分のやっていることがいいことか悪いことかと問われればそれはもちろん悪いことだけれど，でも，自分はいつもこんなに損しているのだから，こんなに報われていないのだから，こんなにつらい思いをしているのだから，だから…といったような言い訳を自分にはしていました。

このような考え方と行動のさらに背後にあるのは，「損したくない」「少しでも得をしたい」「せめてプラスマイナスゼロでありたい」といった一種の損得勘定です。思いがけない出費，不本意な支払いといった金銭的なことに始まり，物を失くしたとか壊してしまったといった損失，さらには叱られた，批判された，腹が立った，傷ついた，悲しかった，妬ましかった，悔しかった，落ち込んだ，というようなネガティブな感情の一切も，私の場合ことごとく「損」であり「マイナス」であって，こうしたマイナス分をなんとか埋め合わせたい，取り返したい，プラスは無理でもせめて

差し引きゼロにしたい，という強迫的ともいえる「バランス感覚」がはたらくのです。

そして，マイナス分を手っ取り早く埋め合わせる手段が「食べる」もしくは「盗む」行為だったのだというのが，現在の私の理解です。とりわけ感情面のマイナスに関して，それを本来の感情なり心なりの次元で処理することができず，意図してではないにせよ身体の不調や不正常な行為という形で表出してしまうところが自分の心の幼さ，ひ弱さだと今はつくづく思います。

たとえどんなに理不尽に感じたり腹が立ったりしても，決してそれが盗んでいい理由にはならない，というのは今後よくよく自分に言い聞かせていかねばならないと承知していますが，そのこととは別に，これまで不満や怒りの元になってきた「いつも自分ばかりが損をしている」という認識自体も，冷静に考えてちょっとおかしいのではないかとようやく気づくようになりました。

大人になったらわきまえなければならないこと

普通に考えれば自分ばかりが他の人に比べて特に，また常に不利益を被っているなどということはありそうになく，であればやはり自分のとらえ方がどこか歪んでいびつだったのだと認めざるを得ません。では，なぜそのように感じてしまうのか。

それはおそらく，大人ならだれもが成長するにつれてわきまえるようになる「世のなかそう自分の思うようにいくものではない」という当たり前の道理を承認できていなかった，要するに子どもだった，ということです。

子どもにとって世のなかはおおむね自分を中心に回っており，自分の思いどおりに事が運ぶようになっているので，そうでなかった場合，たいへんな不満と怒りにかられることになります。私の「自分ばっかりいつも損してる」という不満や怒りも，結局は子どもじみた自分本位な見方の産物だったのだと分かってきました。

ですから，現在の私は自分の窃盗症を「病気」とはあまり考えなくなりました。自分で自分の行動を制御できないということ自体，単に子どもな

だけではないでしょうか。せめて年齢相応には成長しないと，というのが恥ずかしい話ですが現在の私の課題です。

万引きと過食嘔吐の共通構造

　そういう目で見た場合，私にとって万引きと過食嘔吐は全く同じ構造をもっていたといえます。万引きは（成功する限りにおいて）「欲しい物を手に入れて，しかも持ち金を減らさないで済む」「他人の物を盗んでおきながら，しかも罰せられない」という，本来両立しないことをふたつながら手に入れる，いわば「いいとこ取り」です。過食嘔吐のほうは「食べたいだけ食べて，しかも体重は増やさないで済む」という，これもまた本来は相反する二つのことの「いいとこ取り」です。

　自分にとって都合のいいことずくめですので，はまっている限り本人にはこのうえなく居心地のいい，天国のようなもので，とてもやめられません。それが私にとっての万引きであり過食嘔吐でした。欲しい物を手に入れるかお金を減らさないかのどちらかを，また食べたいだけ食べるか体重を増やさないかのどちらかを，普通大人は選択するわけですが，子どものままだった私はどちらか一方を選んでもう一方は捨てる，思い切る，諦める，手放す，ということがどうしてもできなかったのだと思います。

　「両方手に入れることはできない，世のなかそう思いどおりにはいかないのだ」という理屈に承服できず，両方とも手にしたい，そのためには法を犯すことも生理にもとることもいとわない，というのが万引きであり過食嘔吐でした。

　二つのうち一方だけしか得られない，一方を手に入れれば他方は諦めなければならない，何もかもが自分の都合のいいようにいくわけがないということを承認し受け入れる，わきまえるというのが大人になる，成長する，ということではないでしょうか。

クレプトマニアという病

田中好子（仮名・女性・46歳）

第1節　当事者が語る

初めての逮捕

　私が万引きを初めてしたのは，20代前半でした。

　当時，世間はバブル絶頂期で，世のなかは派手なもので着飾る人々がたくさんいました。私もそれに負けず劣らずと，派手なものを着て，周りの人について行くのが楽しかったのです。

　当時は，お店のセキュリティシステムも甘く，万引きで欲しいものがこんなに簡単に手に入るのだと知り，働いて稼いだ貴重なお金でものを買うのがもったいなくなりました。それから万引きが癖になってしまったのです。

　私が，初めて万引きで捕まったのは，デパートの催事場で，冬物のコートを万引きしたときのことでした。そのときは，デパートの事務所に連れて行かれて，誓約書を書かされただけで終わりました。

　私は今までに3回逮捕されました。

　最初の逮捕のきっかけとなる犯行は，当時勤めていた会社の上司にパワーハラスメントを受けて，退職を余儀なくされ，うつ病を発症したことからでした。私は心療内科に通うようになり，そこで処方された精神安定剤を飲んで，万引きを犯すようになったのです。それまでは，万引きは，ストレス発散として，たまにしていましたが，警察にお世話になるようなことはありませんでした。

　犯行時は，たくさんの精神安定剤を飲み，酩酊感に陥っていました。友達のお財布からクレジットカードを盗み，そのカードで40万円ほどの買い物をしたのです。その後，逮捕されて，懲役1年2月執行猶予3年の判

決を受けました。

執行猶予中の万引き

2度目の逮捕は，デパートで洋服を万引きしたときでした。そのお店で，ほかの商品の在庫確認のために自分の連絡先を伝えてしまい，警察に逮捕され在宅起訴されました。このときも，たくさんの精神安定剤を飲んでいたので，判断力が鈍っていたのです。それから取り調べが続きました。

そのストレスで，取り調べの前日に，またブラウスを万引きして捕まってしまいました。普通だったらそんな状況で万引きなんて考えられません。でも，今思うと，そのときの私は，取り調べのストレスでいっぱいだったのだと思います。そして，そのときもたくさんの精神安定剤を服用しての犯行でした。判決は，懲役2年執行猶予4年でした。しかし，その時点でも，私はまだ事の重大さに気づいてはいません。

3度目の逮捕は，執行猶予を2年過ぎた頃の執行猶予中の再犯でした。それも万引きしたものは，どうしても欲しいものではなく，1000円以下のヘアローションでした。そのときも，精神安定剤を服用しての犯行でした。どうしてその日，調子が悪かったのに，精神安定剤を飲んでまで外出したのだろう，外出しなくても事が済んだのではないか，十分なお金を持っていたのに，なぜ買わなかったのだろうと悔やみました。

私に転機が訪れたのは，この3度目の逮捕のときでした。そして執行猶予中の再犯だったので，実刑になる可能性が極めて高く，私も家族もそれを覚悟しました。

治療の始まり

私がクレプトマニアという病気を知ったのは，そのとき担当してくださった私選の弁護士さんが，勾留中に，クレプトマニアの話をしてくれたことからです。

クレプトマニアの情報は，私にとって目から鱗でした。クレプトマニアのチェックリストを渡されると，ほとんど自分に当てはまりました。そして自分が摂食障害と処方薬依存があるということも分かりました。

ここから私のクレプトマニアの治療が始まったのです。

その後，起訴され，270万円の保釈金を両親が親戚に借り，保釈されました。保釈はかなり難しく，群馬県にある赤城高原ホスピタルに半年間入院するのが条件です。

診断名は，クレプトマニアと摂食障害でした。入院での治療は，病院の規則を守り，心療内科で飲んでいた薬の断薬，週に17回のミーティングの参加，謝罪と反省の毎日でした。そして断薬の影響での離脱症状，さらに，私物検査があり，出納帳や食品リストの記入がありました。初めは慣れなくて，どうしてこんなつらい思いをしてまでここに入院しなくてはならないのか，このような状況で果たして裁判は勝てるのか，と紹介してくれた弁護士さんに食ってかかったこともありました。

院内のミーティングも，初めは慣れませんでしたが，仲間の話を聞いているうちに，徐々に共感できるようになりました。また，自分の経験を話すことによって，万引きをしていたときの自分の感情や状況を客観的にみることができるようになりました。そして，自分がどうして万引きをしてしまうのか，その原因はどこからくるのか，それをやめるにはどうしたらいいのかなどがみえてくるようになりました。

実刑判決を受け控訴

私の場合は，負の感情（怒り，悲しみ，苦しみ，つらさ，妬み）などが出てくると，その感情を解消するかのように，万引きをして，心の隙間を埋めていました。さらに，人から捨てられることへの恐怖から，物を溜め込む「溜め込みマインド」があり，その証拠に，今まで万引きしたものは使わないものが多く，家に溜め込むか後で捨ててしまうというものがほとんどでした。

さらに，6か月間の入院生活で，東京の自宅に外泊したときは，クレプトマニアの自助会のKA世田谷に通い，依存性に精通した先生のカウンセリングに通い，心療内科と京橋メンタルクリニックに通院しました。とにかくできるかぎりの治療はしていました。

しかし，治療の甲斐も虚しく，約8か月間11回にも及ぶ裁判で懲役8

月の実刑判決を受けました。そして判決直後，すぐに拘束されました。拘置所に送られるときの，人々の目は冷ややかなものがあり，とても嫌な思いをしました。その後，私は控訴するために，保釈をしてもらいました。

　実刑判決を受けたとき，今までの6か月間の入院生活や治療は，いったい何だったのだろうと考えました。そして，クレプトマニアも摂食障害も，処方薬依存も，全く評価されていないのではないかと思いました。控訴は誰のためにするのか，何を訴えてゆくのか，先がみえないまま途方に暮れました。

　そこで，弁護士さんにいわれたことは，この裁判は私の裁判であること，治療も裁判のためだけでなく，私の将来のためにあるといわれ，今はつらいけれど，自分を信じて向き合ってゆこうと決めました。

これからどんな状況になろうとも

　今は控訴中なので，毎日生きた心地がしません。でも，両親はそんな私を責めることなく，見守ってくれています。そして，母は週1回の共依存症の自助グループとカウンセリングに通ってくれています。治療は家族の協力がなければ成り立たない，私はつくづくそう思います。そして，ここまで支えてくれている家族には本当に感謝してもし尽くせません。

　摂食障害も，今はしっかり食べて，下剤を乱用することなく，体重も増えて，安定しています。

　依存症は，治療を続ければ必ず回復はするということ，でも病気はいつ再発するか分からない，そして謙虚に自分の病気と向き合っていくことが大切だと思います。

　私は，入院治療や自助会等に参加することによって守られています。ですから，今は安心して生活ができます。しかしそれは，本人の気持ち次第でもあるので，私は一生治療を続けていかなくてはならないと思っています。

　これからどんな状況になろうとも，治療を続け，同じ状況の人に自分の経験を伝えていきたいと思っています。なぜなら，その行動が，自分の再犯防止にもなるし，償いにもなると思っているからです。

忘れられないあの日の判決

弦笛美音（仮名・女性・40歳代）

財産に教育をくれた父母

　長く万引きを繰り返してきましたが，初めのドキドキしながら盗ったであろう品物が何だったか，今では思い出せなくなっています。

　私の育った家庭は低所得で厳格でした。でも愛情は深く注がれ育ちました。母は家計の節約に専念し，父母ともにきっと欲しいもの一つ買わずに，私たち姉弟を大学や専門学校に行かせてくれたのでしょう。それが子どもに与えられる財産だ，と明言していたくらいでした。厳格でしたからお小遣いが足りず，泣く泣く内職をしたこともありました。

　あるとき，手狭な部屋の中に転がっている出勤前の父の身支度セットの財布が目にとまり，「少しくらいならバレないだろう」という安易な気持ちを抱き，お金を抜いたことがありました。しかし，後になってバレ，大人になった今でも，本当に申し訳ないことをしたと思っています。

　その後，私は小さい頃から目指していた音楽教室講師になるための専門学校に入学し，アルバイトも許され，好きな道に進めたうれしさで毎日が充実していました。しかし，結婚が早かったため，せっかく就いた音楽教室講師の仕事もわずかな期間で辞め，出産・子育てに入りました。今考えると非常に世間知らずで「嫁・姑問題」という言葉すら知らず，夢見心地で義父母と半同居生活に入りました。

ストレスから体の変調，万引きへ

　義父母と自分たち夫婦だけのときは大人同士遠慮し合ったのか，もめることもなかったのですが，子ども（孫）が生まれてから双方の感情が変わっ

ていきました。義父母の子どもへの異常な猫かわいがり，甘やかし，私たちへの過干渉，価値観の押しつけ，——だんだん疲れていきました。嫁の立場上，頑張ってこらえていたら疲れもピークを過ぎ，ストレスから体調を壊していきました。

突然の聴力の異変，過呼吸症候群，めまい，胃腸機能障害，睡眠障害，人混みへ入れないパニック障害など，さまざまな症状が強く現れ，げっそり痩せました。安心するために家にある医学書を毎日読んでは，自分の症状に合う記述を見つけ，自分に当てはめてその病気だと思い込んだりして，恐怖へと変わっていく始末でした。それまで元気だった体の変調になぜ？と気持ちが追いついていけず，もはや生きている楽しみがなくなりました。相当つらかったことを思い出します。

そんなとき，書店で見つけた1冊の本を頼りに執筆された医師のもとへ行くと「自律神経失調症」と診断されました。私の場合，症状も多く重かったのです。今はだいぶ回復もしましたが，いまだ病院通いと薬からは離れられません。

あれこれとそんなつらい日々が続き，知人・友人とも交流できなくなっていた私は，かつて実母と楽しんだウィンドーショッピングをしたり，セールス品会場へ足を運び値下げ品を買うお得感を楽しんだり，買い物をすることで心が満たされる一過性の喜びへはまっていきました。

子どもが大きくなり余裕がなくなるとその楽しみも減っていき，いつしか，節約心から万引きをするようになっていました。まだ家計に少しでも余裕がある頃は本当に万引きをするなんて考えもしませんでした。

同じ商品が今買ったお店と次に行ったお店で値段が違って安かったりすると，非常にショックを受け，今度の買い物は節約上手に……と思ってもうまくいかないとその金額の差の埋め合わせをしたくなるのです。そんなこんなで，いつしか始まってしまった万引きです。

初めての逮捕

初めてお店の警備員に見つかったのは上の子どもがまだ小さい頃，家族で大型スーパーへ買い物に行ったときでした。みんなバラバラに買い物を

することになり，集合時間を決めて別行動をしていました。

　1人で買い物を始めると欲しいけれどお金を出すのがもったいないと思い，スイッチが入ってしまうともう止まらなくなります。品物を手に取りながらキョロキョロもせず，人気がない，と感じると，葛藤しつつもサッとバッグに入れてしまいます。衣類にしても試着室で品定めをしているうちにこの値段でこの服を買うのはもったいないという思考に陥ります。すると衣類もバッグに入れ，ドキドキしながら試着室から出てくるという始末でした。

　警備員さんに声をかけられたとき，ドキッとし，頭のなかが真っ白になったこと，哀れな姿でお店の方々や交番で謝罪し通し，聴取をとられたその日のことは忘れません。そしてそのときはもう一生やらないと心に決めたのに……。初めて捕まったということで厳重注意ということになりました。

　その後どれくらい経ってからだったか，私の万引きは，また何かのきっかけで始まってしまいました。デパートの催事場で捕まったときは，値が張っていたため，警察署へ連れて行かれ，逮捕・勾留されました。勾留されたときには，施設内では人権もないことを思い知らされました。初めての起訴・裁判を受け，もうやめると心に誓いました。ですが，結局やめられず，人生で3度目の裁判を受けるということになってしまいました。家族も相当悩み，つらく悲しい思いをしたことと思います。

2度目の執行猶予

　2度目，3度目の裁判では，検事を辞めて弁護士になられた方と出会いました。どんなことを言っても素直に受け止めていただける有能で尊敬できる方でした。これも神様の配慮だったのかもしれません。弁護士さんは自分の検事時代の仲間との交流を生かし，いろいろな形で私の弁護活動に力を注いでくださいました。そのお仕事ぶりを目の当たりにしたとき，世のなかにこんなに情けない自分がいるのに，かたや犯罪者のために一生懸命に仕事をされている方がいて，こんなことやっている場合ではない！と本気で思えるようになりました。

　そんななかでいただいた2度目の3年の執行猶予。しかし，その猶予が

切れて1か月も経たないうちにまたしても再犯をし，見つかり，捕まりました。何かの拍子にスイッチが入ってしまうと万引きをしてしまうのです。たまたま逮捕はなかったものの，前にお世話になった弁護士さんのもとへ相談に行くと，先生はとても困られ，たいへん激怒されました。自分の情けなさをまたしても痛感し，どうしてよいのか分からなくなりました。尊敬していた弁護士さんも裏切りました。

　それからの人生はこれまでにない生き地獄でした。法を犯す自分がいて，迷惑をこうむる被害者さんがいる。そんな気持ちでいても，やめられない自分がいるのですから。

　弁護士さんに，今治療を受けている盗癖治療専門の精神科を紹介され，診ていただくことになりました。もちろん今まで自分の犯罪を他人に話したこともなかったので，クリニックで患者同士が自分の犯罪の話をしているのを目の当たりにし，ビックリし，吐き気がしていました。そのときは，正直に話すということが理解できずにいました。

　翌日から自助グループに通い，自分の今までを棚卸しするという会に参加するのですが，なかなか自分のことがうまく話せませんでした。そこまで自分を深く考えるということがなかったからです。自分がいつ頃から何があって，なぜ万引きを繰り返すようになったのか，仲間と一緒に過ごし，やっと向き合うようになりました。

今度こそ立ち直り，よい報告をしたい

　3度目の裁判のときの判事さんはとても理解のある方でした。これも神様の配慮なのかなと思いますが，こんなに繰り返してきた私に対して，「あと1回やったらもうダメです」と。いろいろなことを語ってくださった後で，「本来なら刑務所で服役するのが妥当だけれども，私は普通の社会で更生してほしい。自分の仕事は聴取や被疑者を裁くばかりが仕事ではなく，その人が立ち直ってくれるまでが仕事だと思っているから」と，裁判でもそう言ってくださいました。

　今でも，あの判決の日を忘れることができません。

　そして危うく刑務所に行かなければならなかったかもしれない境遇のな

か，奇跡的に執行猶予4年という判決をいただき，こちらの世界に戻ってきました。感謝の思いと，今度こそ立ち直り，その判事さんによい報告がしたい気持ちでいっぱいです。日々クリニック，自助グループに通い，自分を見つめ直しています。でも誘惑の多いこの世のなかで立ち直っていく大変さや，判事さんが，あえて「普通の社会のなかで立ち直ってもらいたい」と言った言葉のなかにあるかもしれない大変さを感じている日々です。

生きるための窃盗癖

野中優（仮名・女性・35歳）

盗みに抵抗はない

幼い頃から盗むことに抵抗はありませんでした。

私は小学校に上がる前から家出をするような子どもでした。家出をしてお腹が空いて，お店からパンなどを盗みました。

2歳のときに両親が離婚し，すぐに母は再婚しました。継父の影は薄く，母は支配的で子どもに暴力を振るいました。小学校4年生のときに再び母が離婚し，それ以後は母と姉と私の母子家庭で育ちました。

家は貧しく，特に母子家庭になってからはお金がないことを常に言われていました。学校で必要なものを買ってもらうのも後ろめたく，母の機嫌のよいときをねらって話を切り出さなければなりませんでした。家のなかに私のものは何一つありません。家のすべては母のものであり，子どもの私は居候でした。服も母に買ってもらったもの，その服を買ったお金も母が稼いだもの，ノートや教科書も，すべては母が存在するから子どもである私が手にすることができるのだと言われていました。

小学校の低学年の頃から，教室のチョークやマグネットなどを持ち帰っていました。小学校4年生の頃からは，小さな消しゴム，鉛筆のキャップなどを文房具屋から盗み出しました。しばらくすると自転車でお店を何軒も回ってはぬいぐるみやラジコン等大きく高価なものを盗むようになっていきました。

ある日，盗んできた品物が母に見つかり，1日に何店舗も回るような万引きはやめましたが，量を少なくして盗むことは続けました。自分が罪を犯していることは自覚していましたが，見つからなければよいと思ってい

ました。

万引きルート

　高校生になるとアルバイトを始めて，自分でものを買うことができるようになりました。アルバイト先が飲食店だったこともあり，過食が始まりました。過食用のお金は売春をして手に入れたお金を充てましたので，当時は買い物ができていました。それ以降20歳を過ぎるまで，自分がものを盗む人間だということを忘れていました。

　大学に入って彼氏ができました。その彼氏とはすぐに共依存関係に陥り，私は実家を出て一人暮らしを始め，大学も辞めました。彼氏とけんかをするたびに，なんとか関係改善を図ろうとしましたが，いつもうまくいきません。関係が悪化していくなかで薬物や過食，自傷・自殺行為が止まらず，仕事も辞めました。すぐに別のアルバイトに就いたものの，それも長くは続きませんでした。日雇いの仕事で食いつなぎながらの生活になりました。

　ある日，手首にかけた商品をレジに通さずに帰宅してしまいました。故意ではありませんでしたが，私は「そうだ，盗めばいいんだ」とかつての自分を思い出しました。

　そこから少し盗んでほかの商品は買う，という生活になりました。しかし，あっという間にすべて盗んだほうがいいと考えるようになり，お金を払ってものを買うことはなくなりました。必要なものは盗めばいいのですし，現金が必要なときは盗んだものを売ればいいのです。

　朝，目が覚めて，お店が開いている時間を確認することから一日が始まりました。自分で決めた万引きルートのようなものがあり，1店舗目はこのお店，2店舗目はこのお店と，盗みながらお店を回りました。毎回すべてのお店で盗めたわけではありませんでしたが，盗めなかった分はほかのお店で穴埋めをするように盗んでいました。声をかけられずにお店から出られると毎回ほっとしました。すでにその頃は万引きだけでなく，薬物や自傷行為などほかの嗜癖も悪化しており，うすうす限界がきていることを感じていました。

盗みは死ぬまでやめられない

捕まったら盗みもやめられるかもしれないと考えて，一度捕まったことがあります。しかし，警察署で指紋や調書を取られている間に，なぜ捕まったらやめられると思ってしまったのだろうと後悔していました。事情聴取の時間があれば，もっとたくさんのものを盗めたのにと。

警察署に迎えに来てくれた姉は，私に一緒に実家に帰ろうと言ってくれましたが，実家に帰ったら万引きができなくなると思い断りました。迷惑をかけた反省も，謝罪の気持ちも，私にはありませんでした。お金もないし，盗んだって仕方がないと思っていました。

盗んだって仕方がないと思いながら，見つかることを恐れていました。店員が尾行していると思い込み，いもしない追跡者を巻きながら自宅まで帰ったこともあります。自宅に警察が踏み込んでくるのではないかとビクビクしていました。何度も今日こそ盗まずにいようと思い，毎回がまんできずに盗み，やはり私はダメな人間なのだと思い知らされました。

私は悪い人間だから死ぬまで盗むことはやめられないと思っていました。薬の過剰摂取や首吊りなどをしても死ぬことができず，かといって盗むこともやめられず，まっとうに生きることもできませんでした。誰かに相談するという考えもありませんでした。精神科にも一度行きましたが何を話せばよいのか分からず，診察室のいすで途方に暮れてしまいました。

窃盗癖というもの

ある日，まだお付き合いが続いていた彼氏が，保健所に私の現状を相談に行くと言い出しました。なんとなく一緒に行ってもいいかと思いました。話を聞いてくれた保健師さんは，そのまま私たちを福祉事務所へ連れて行ってくれました。そこで精神科への入院の話になり，着の身着のまま近くの一般精神科へ入院しました。その後，今の主治医のいる依存症専門病院へ転院しました。

主治医との最初の診察で，窃盗癖という言葉を初めて知りました。入院して自分と同じように悩む仲間がいることを知りました。仲間の話を聞き，

生きづらさや苦しさを言葉にすることを覚えました。たくさんの気づきを仲間のなかで学び，少しずつですが，自分の口で悩みを話せるようになりました。それまでの私は自分のことを語る言葉をもっていなかったのです。入院中は盗みたいという欲求もなく，窃盗癖はもう治ったものと思っていましたが，退院後に買い物に行くと，お金を払うのがとてももったいないと感じました。たかが数百円のものも買えないことに，自分が窃盗癖であると初めて自覚しました。

嗜癖とともに生きてきた

退院して1年くらいは盗みたい，お金を払いたくないとお店のなかで長時間逡巡することも多く，毎日が盗癖欲求との戦いの日々でした。主治医のもとに通院し，自助グループに参加して仲間とともに時間を過ごすなかで少しずつ盗みたい気持ちが薄らいでいきました。

「盗みたい」から，「盗むべきか買うべきか」と思考も徐々に変化し，本当に買い物が必要なときにしか店に立ち寄らなくなりました。盗むぐらいなら食べてやると，盗癖の替わりに過食がひどくなったりもしました。それでもひとまず今回は盗まずにいよう，今日一日はやめようと思い続けることで時間を過ごしてきました。

今でもお店に入れば防犯カメラの位置を確認してしまいますし，一人で買い物に行くときはとても緊張します。今私が盗まずに生活できているのは，小さなことでも相談できる環境にいて，盗みたいという衝動を正直に話せる人々のなかにいるからだと思っています。

振り返れば最後に盗んでから11年が経ちます。当時付き合っていた彼氏とは縁がなく別れました。母とも距離を取っています。私は窃盗癖以外にも過食や薬物など，ほかにもたくさんの嗜癖とともに生きてきました。窃盗癖も最初は空腹を満たすためだったものが最終的には「盗むために盗む状態」になりました。もちろん盗んだ事実が消えることはありません。反省も後悔もしましたが，やめることはできませんでした。一人で盗み，一人で悩んでいました。私にとっては生きるための大切な支えでした。

万歩計から発症した摂食障害

小田優（仮名・男性・37歳）

万歩計にハマる

　私は東京に生まれ，5歳のとき父親の仕事の関係で渡米し，9歳のとき
に帰国しました。その後高校受験で都内の有名進学校に合格し，現役で国
立大学に入学しました。当初大学では教育心理学や文学を学んでいたので
すが，その過程で人の精神のありようや精神疾患に興味をもつようになり，
卒業後は就職せずに一念発起して医学部への再受験を決意しました。

　そして24歳のとき国立大学の医学部に再入学を果たすことができたの
です。24歳までの私の経歴や生活は，自分で言うのもおこがましいので
すが，輝かしく順風満帆そのものであったように思います。

　しかし，医学部に入学して半年くらい経ったとき，ひょんなことから摂
食障害を発症してしまいました。その契機というのは，体育の時間に配付
された「万歩計」でした。この万歩計というのがなかなか性能がよく，歩
数だけでなく消費カロリーなども1週間単位で記録されていくというもの
で，（別段運動が好きなわけではないのですが）私はこの歩数やカロリー
の「数字を上げること」にハマってしまったのです。たとえるのであれば，
ロールプレイングゲームでキャラクターの経験値をひたすら上げ続けるあ
の感覚です。

　そして，次第にこの「数字を上げること」というのは私のなかで一つの
「とらわれ」となり，「食べた分はすべて消費しなければならないのではな
いか」という「強迫観念」にまで発展していきました。その一方で，私は
以前から食べることが何よりも好きでした。そうなるとジレンマが生じま
す。すなわち，「おいしいものはたくさん食べたい，でもカロリーは消費

したい，太りたくない」というものです。

チューイングを覚える

この相矛盾する欲望をかなえるために私が取った行動，それこそが摂食障害の一種である「チューイング」だったのです。チューイングとは，口の中で味わうだけ味わって飲み込むことなく吐き出す行為です。当初カロリーの高いもの（揚げ物やスイーツ）に限定して行っていたチューイングも次第にエスカレートし，気づいたときには「飲み込み方」を忘れていました。みるみるうちにやせていき，一時期は33キロ台（BMI12）まで体重が低下して，生死の境をさまよいましたが，それでもチューイングはとまりませんでした。

チューイングを始めて1年くらい経ったころから，私は「どうせマトモに食べず，自分の体の栄養としないのだから食べ物がもったいないな」という気持ちをもつようになりました。そしてこの思いはだんだん自分のなかで膨らんでいき，さらに歪んでいって「吐くものにお金をかけたくない」という方向に進んでいってしまいました。その行き着いた先が「万引き」でした。

初めはいつも買っているあんぱんを1個だけ盗り，残りは買うという万引きから始まったのですが，私の場合，「何か開始すると，とことん行くところまで行かないとやめられない」という強迫的性質が元来あり，万引きもその例外ではありませんでした。

万引きする回数や盗る量はたちまち膨れ上がり，万引きを開始して半年もしないうちに毎日コンビニやスーパーを何店舗もめぐり歩く，「万引き行脚」が日常的になりました。5000円から8000円分の食べ物を万引き専用のカバンに詰めてはそれをすべてチューイングするという万引き中心の生活が習慣となってしまいました。

歯止めの効かない窃盗癖

当然このようなことを繰り返していると店舗の従業員にマークされ，取り押さえられるケースも出てくるわけですが，私が医学生であり，病気が

理由で窃盗をしてしまうのだという説明をすると大事にはならず，その日のうちに盗った分だけを買い取って解放してもらうということが10回以上続きました。

　もちろん摂食障害や盗癖が始まって以降，ずっと手をこまねいていたわけではありません。大学に窃盗の事実は伝えることができませんでしたが，摂食障害のことは相談し，民間の病院に26歳のときより通院しました。その甲斐もあってか体重は緩やかにですが増え始め，大学を卒業する30歳のときには43キロほどにまで回復しました。体重の増加とともにチューイングの回数や量も減り，それに伴って窃盗のほうも落ち着いていきました。

　都内の某病院に勤務して1年半もした頃，私は研修として他病院に数か月勤務することになりました。この慣れない環境の慣れない業務が私に与えたストレスは甚大でした。体重は再び低下し，それに伴って万引きも再燃しました。そのうえ，このときはチューイングに身銭を切るのがもったいないという思いから，同僚の財布からお金を抜き取るということすらしていました。2012(平成24)年9月にこのことが発覚し，被害も多額であったことから私はとうとう逮捕され，初めて留置されたのです。

　幸い1か月ほどで保釈され，同年12月には執行猶予付の判決をいただいたのですが，私の窃盗癖はもはや歯止めの効かないものになっていました。判決のわずか2か月後，2013（平成25）年の2月に私は再び食品の万引きで逮捕されてしまったのです。このとき私が与えた被害金額は，前回の事件と比べたら小さいものでしたが，執行猶予中の再犯ということで即座に再勾留され，保釈もなかなか通りませんでした。

入院中の治療と生活

　この勾留中に私は，もはや自分の窃盗癖が意志の力を超えた「病気」であると認めるようになりました。否，認めざるを得なかった，という表現のほうが正しいかもしれません。そこで医学生のときから知っていた赤城高原ホスピタルに親を通じて連絡してもらい，窃盗症を専門に扱っている弁護士の先生を紹介してもらいました。そして即座に入院することを条件

にようやく保釈申請が通ったのです。ゆくゆくは自分が働きたいとすら思っていた赤城高原ホスピタルですが，そこに自分が入院患者という立場で行くことになるというのは何とも皮肉なものだな，とこのとき思いました。

正直に申し上げれば，この入院というのは私にとって不本意なものであり，通院でよいのではないかと思っていました。しかし保釈やその後の裁判のこともあるので仕方なく入院しているのだ，そのような思いが入院当初あったのは事実です。しかし，この入院は私にとって自分を見つめ直す，計り知れないほどの大きな経験となりました。

入院中毎日防犯カメラで行動を記録され，さらには抜き打ちで持ち物検査をされることで「盗らない習慣」というものがゆっくりと，しかし着実についていきました。子どもであれば短期間で修正される悪癖でも大人は数か月，否，数年以上かかるのだということを身をもって思い知りました。

入院中の治療の主体は，患者のみで毎日数回開催される「ミーティング」でした。ミーティングの効果としては，何より「カタルシス効果」があげられると思います。すなわち，「常習的に窃盗をしている」という日常ではおよそ暴露できないような秘めた事実や体験を，ミーティング中は包み隠すことなくさらけ出すことができるということ，これが何よりの「心の解毒」になるのだと感じました。

窃盗衝動を乗り切る

私の入院生活は半年続きました。その間に大きな気づきがありました。入院前まで私は摂食障害が理由で自分の万引きが始まったと思っていたのですが，実のところそれは間違いで，はるか幼少のころ（具体的にはアメリカに行った直後の5歳くらいから）同級生の持ち物を盗っていたということを思い出しました。もちろん摂食障害が万引きを悪化させたことは否定できないのですが，摂食障害よりも窃盗癖のほうが私にとっては根深く，そして生涯通じて闘い続けねばならない疾患であると認識するに至ったのです。

入院して約半年後の2013（平成25）年9月末，私は再度の執行猶予を

いただきました。ラストチャンスでした。

　退院して今年で3年目，いまだ私は執行猶予の身です。窃盗行為は治まっています。しかし，窃盗衝動はなおも不意打ちのように私に襲いかかってきます。それは予知できないものであり，たいへん怖いものです。今は入院中そして退院後の通院で学び得た自身の窃盗症への対処法（頻繁に仲間と連絡を取る，自助グループKAの利用，通院の継続，極力行く店を減らす，通販を利用する，など）で乗り切っている状態です。

　「今日も一日無事に過ごせた」

　この緊張感とあと何年付き合わねばならないのか，そう考えると気が滅入ることもしばしばですが，生涯付き合わなければならない持病として真摯にこれからも向き合っていく覚悟が今の私には不動のものとして確かにあります。

子どもの頃に受けた傷

東條礼央（仮名・女性・41歳）

万引きをしない生活なんて考えられない

　私は今クレプトマニアの治療のため，赤城高原ホスピタルに入院しています。

　私が万引きを始めたきっかけは，摂食障害（過食嘔吐）になったためです。どうせ吐いてしまう食料品を買うのが惜しくなり，お金もなくなってきたので，食料品を盗るようになりました。

　我が家は67歳の母と，41歳の私と，23歳の息子の3人暮らしで，母はうつ病，息子は就職活動中，自分も膠原病やいろいろな精神疾患で働けないため，生活保護を受けて生活しています。ですので，生活費はギリギリで，いつもお金が足りないという感覚をもって生活していました。

　働くこともできずに，基本的に家にひきこもり，過食嘔吐を繰り返し，万引きをするため「狩り」に出かける毎日は，私の精神をどんどん崩壊させていきました。そのうち換金目的にCDやブランド物の洋服など，食料品以外のものも盗るようになり，売るようになりました。少し前に覚えたパチスロを真剣に勉強し，パチプロ仲間に入り，それでお金を増やしていた頃もありました。

　そんなふうに万引きは常習化し，そのうちに万引きをする行為自体に満足感を抱くようになり，盗ることで快感を得るようになっていきました。私の部屋のなかにあるものは，ほとんどすべてが盗品という状態で，万引きなしの生活など考えられないという感覚にまでなってしまいました。そうなってくると，もう，欲しくもないもの，必要ではないものでも，なんでもよく，目につくものすべてを盗りたくて仕方なくなり，私は常習窃盗

者になっていました。

　何百回，何千回も万引きを繰り返していれば，当然いつかは見つかり，捕まることになります。私はそうやって，3回刑務所に入りました。刑務所での生活は厳しく，いじめなど恐い思いもたくさんしてきました。そのたびに，もう二度と刑務所になんて入りたくない！　と思うのですが，常習窃盗をやめられるほどまでに回復できませんでした。刑務所では，更生のためというより，かえって悪い知識を吹き込まれるような生活でした。

赤城高原ホスピタルというところ

　3回目の刑務所に入る前に，赤城高原ホスピタルの院長，竹村先生の著書『彼女たちはなぜ万引きがやめられないのか？』という本を知り，自分がクレプトマニアという病気なのだということに気づくことができました。出所したらすぐ，この病院に入院できるように，手紙を書いたり，家族や知人にいろいろと動いてもらったりして，出所後すぐに入院することができました。

　しかし，このときの入院で，私は竹村先生の計画した治療日数，6か月を過ごすことができず，たったの10日間で自主退院してしまいました。理由は，ここでの治療法であるミーティングに対する不信感，「神」や「霊的」などというワードへの違和感，言いっ放し，聞きっ放しのミーティングで果たして治療になるのか，自分で無理だという判断をしてしまったことです。さらに，治療しているにもかかわらず何人もの人がスリップ（再犯）してしまうのを見て，ガッカリしてしまったことも大きかったです。

　それと，納得がいかなかったのは，今までかかっていた病院で出されていた大量の処方薬を切られたことで薬の離脱の苦しみが現れ，3日間点滴をし，死にそうな思いをしながら薬をやめさせられたことです。ほかにも，24時間カーテンの仕切りもない部屋で，厳しい管理のもとで生活していくこと，けっこう自由はあるけれど，派閥や陰口が多く，とても嫌な気分になったこと，などが重なって，逃げ出すように退院してしまいました。院長のカルテの最後には「再犯必至！」と記されていました。

　案の定，しばらくは抑えることができた過食嘔吐，大量の処方薬，万引

きは再び始まり，結局また捕まることになりました。もう3回も刑務所に入って，今回で4回目なので，すぐに勾留されて，裁判，刑務所なのだろうと考えていましたが，なぜか在宅起訴でした。そこで，この機会を使って，最後のチャンスと思い，再入院したのです。

ジェンダー，アダルトチルドレン，クレプトマニア

　クレプトマニアの入院治療は，全国でも赤城高原ホスピタルでしかやっておらず，刑務所で更生を望むより，少しでも希望のある，ここでの入院治療を選びました。前回の入院では，中途挫折した治療ですが，治療方針とその意味をあらためて考え直すと，前回には気づかなかったことがありました。

　言いっ放し，聞きっ放しのミーティングでは，仲間の心の奥のつらさや苦しみを聞くことで，生きる希望や力をもらうことができました。また，自分の本当の姿をさらけ出すことで，飾らない素直な自分になることができます。本音で語り合える仲間をつくることができ，自分の居場所をつくることもできました。

　そして一番大切なのは，クレプトマニアや摂食障害，処方薬依存になってしまった心の深層にある傷を見つめ，その傷を癒すために，何をすればいいかを考えなければいけないことに気がつけたことです。

　私が子どもだった頃，父親の酒乱による暴力があり，母親が殺されかけたり，自分にも暴力を振るわれたり，それがトラウマになっていました。そんな家庭で母親は買い物依存やうつ病になり，子どもながらに漠然とした不安感をずっと抱えていました。両親に甘えることはできず，私がしっかりしなければと，できるかぎりいつも笑顔で振る舞い，常に周りに気を遣って生きてきました。

　ほかには，近所の少し年上の友達（小学校1年のときは5年生のお兄さんとお姉さん，4年生のときは6年生のお兄さん）に，性的ないたずらをされたことがあります。早熟な子どもになり，しかし性行動になんともいえない気持ち悪さを抱き続けており，大人になっても，子どもは欲しいけれど，男はいらないと思い，未婚で出産しました。その後も男性とはうま

くいかない恋愛が多く,いつの日か男性が気持ち悪くなり,自分が男になって強くなりたいというジェンダーの問題ももつようになりました。

　たぶん,このような心の傷を複数抱えてきた結果,AC(アダルトチルドレン)となり,クレプトマニアになったのではないかというのが,私の自己分析です。ここまで分かっていても,自分でその傷を癒すことができなければ,クレプトマニアから回復することはできません。それだけ万引きの衝動は強いもので,理性などというものは,全く歯止めにならないのです。

自分を見つめ直し,病気と闘う

　赤城高原ホスピタルでの治療は,ミーティングなどを続けるうちに,この深層心理を自然と見つめ直すことができ,自分を受け入れてくれる,ゆるしてくれる,認めてくれる仲間とのつながりで心の傷の癒し方を身につけることができるというものではないかと,私は今感じています。外へ出たらどうなるかは,自分ではまだハッキリ分かりませんが,悶々として生活を送っていたときには考えられなかった爽快感のようなものを感じ取っています。

　クレプトマニアは,一生付き合っていかなければいけない病気です。しかし,万引きをしない,しようとも思わない,クリーンな期間を少しでも長く送れるようにするには,ここでの治療はたいへん意味のあるものだと,今は思います。これからまた刑務所に入ることになるかどうかは,まだ分かりませんが,自分のため,大切な人たちのためにも,この病気と真っ向から闘っていこうと思っています。

受刑中のミーティング

福山ゆり（仮名・女性・41歳）

お金に興味があった幼児期

　私は愛媛県で生まれ育ちました。呉服商だった父と，店を手伝いながら私を育ててくれた母，そして3歳年下の弟との4人家族です。着物を売って生計を立てていましたので，サラリーマン家庭のように安定した収入ではなく，店の金庫には必要最低限のお金しか入っていませんでしたし，貯金もたいしてありませんでした。毎月ぎりぎりの生活をしていましたが，幼稚園から小学校にかけて，毎年夏休みになると家族4人で旅行に行ったことが今でも心のなかに残っています。

　小さな頃からお金に興味があり，毎日金庫を開けてはお金を数え，増えた減ったに一喜一憂していました。お金が減っていると「私がなんとかしてお父さん，お母さんを助けないといけない」と心のなかで思っていました。幼い私がしたことは店の留守番でした。その当時にはローン払いがなく，父母が車に乗って1軒1軒家を回り集金をしていました。私は不安で寂しく，泣きじゃくっている弟と2人で電話番をして父母が帰って来るのを，今か今かと待っていました。

　父母のためにも弟のためにも，私がしっかりしなければいけない，迷惑をかけてはいけないと思うようになりました。苦しくても弱音を吐きませんでした。泣きたくても決して人前では泣きませんでした。困ったときでも誰にも相談しないで1人で解決していました。

　テストで良い点数をとれば母に見せるけれども，悪い点数なら机の引出しの奥のほうに小さくたたんで見つからないように隠しておく，そうやってごまかすことを覚えました。大人になってからも，うそをついたり，ご

まかしたり，正直に「すみません」と言えないことがずっと続くようになっていました。幼い頃からのうそやごまかし，誰も見ていないから，まあいいかと思う気持ちが万引きへとつながっていったのではないのかと考えています。

コンビニの牛乳１本

　夫とは知人の紹介で22歳のときに知り合い，24歳で結婚し，親元を離れ香川県で生活することとなりました。少し生活が落ち着いたのでパートで仕事に出るようになりました。女子６人の部署で，私を含め３人が同じ歳だったこともあって四六時中生活を共にしていました。

　私は幼い頃から人間関係が苦手でした。常に人の顔色をうかがい，お誘いを断るともう二度と誘ってくれなくなると思って，答えは常にYESでした。こんなことを言えばどんなふうに思われるんだろうと考えると言いたいことも言えなかったし，周りの人みんなにいい人だと思われたかったし，弱い人だと思われたくなくて人前では決して涙を見せることはありませんでした。感情を押し殺して生きていました。

　そんな頃，些細なことで３人の関係がぎくしゃくしはじめ信頼関係がくずれ，私は一人ぼっちになってしまったのです。精神的に衰弱してしまい，ご飯が食べられなくなりました。私は子どももなく，夫は出張が多く家を空ける日が多かったため，一日何も食べていなくても誰にも何も言われなかったので，体重は減る一方でした。食べたい欲求が起こらない，少し食べ物を口に入れただけですぐにお腹いっぱいになる，口にするものは牛乳，ヨーグルト，プリンだけ，とうとう私の体重は30キロ台になってしまいました。

　人間関係に疲れ果て，退職を決意しました。健康な体を取り戻したいと思っても何をどれくらい食べればいいのか分からないし，何を買っていいのか選択できないし，買い物をすることに疲れ，とうとうコンビニで牛乳１本をバッグに入れてしまったのです。万引きをしたのです。

買うくらいなら盗む

　金銭的に困っているわけでもないのに，これをきっかけに万引き生活が始まりました。10年の間に，罰金刑を2回，そして受刑生活を3回送ることとなったのです。「ものを盗みたいという衝動・欲求」を「自分の強い意志」だけでは抑え切れません。その「自分の強い意志」を超えた「大きな力」に対しては無力でどうすることもできなかったのです。

　盗むこと自体に快感がありましたし，盗むことそのものが目的でしたし，盗もうと思って盗んでいました。盗んだものは人にあげたり，捨ててしまったり，また家中のありとあらゆるところに自分では使いそうもないものが散乱していました。

　初めは欲しいなと思うものだけを盗んでいたのですが，回数を重ねるたびに，今はいらないけれども盗める環境なら盗らないと損だし，備蓄の精神でとりあえず盗んでおこうといった行き当たりばったりの行動をしていました。

　そのうち，どこで何を盗んで万引きするか，金額を設定して，その金額に達しないと何軒もスーパーを回るといった計画をたてたり，冬は帽子とマスク，夏はサングラスと厚化粧で変装してみたり，アリバイ工作をしたりもしました。

　また，私はお金を使うことがもったいないという思い以外にも，お金を財布から出すのがめんどくさい，レジに並ぶのがめんどくさいと，「めんどくさい」が「盗ろう」に変化していっていました。善・悪の区別はついているのですが，しっかりとした境界線が引けていないから，店に1歩入ると店のものは自分のものといった間違った考えが起きてしまいます。

　万引きをすればタダで物が手に入るけれども逮捕されたくないからやめておこうといった損得勘定ができなくて，罰を受けると分かっていてもやめられませんでした。何度万引きをして捕まっても，罪の意識もなく，「警備員に見つかったのは，ただ運が悪かっただけ」と軽く見ていたし，自分の犯した罪に対して真剣に反省もしてはいませんでした。こういった甘い考えが再犯につながっていったのではないのかと考えています。

医療刑務所での受刑生活

　体重が20キロ台になっていた私は実刑後，大阪医療刑務所で生活することとなりました。独居部屋でベッドと洗面台とトイレが備え付けられています。部屋から出ることができるのは週2回の入浴と週1回の診療のみです。土日祭日の免業日以外の日は朝8時半から夕方17時までずっとベッドの上に座って生活していくことが義務づけられています。用もなく部屋の中をウロウロ歩き回ることも窓際に立ってちょっと外の景色を見ることも禁止されています。用があれば報知器を押して担当の先生が部屋まで来るのをひたすら待ち続けます。担当の先生と看護師さんが常に受刑者の行動を見張っています。

　私は拒食症だったためご飯があまり食べられませんでした。だからといって特別メニューが出されることもなく，毎日喫食状況で体重を管理されていました。何一つとして思いどおりにならないつらい苦しい日々が続きました。

　そんな生活のなかで，私の心の支えだったのは，月2回，夫とともに自助グループの仲間が大阪まで面会に来てくれたことです。透明のプレート1枚で仕切られた面会室で私と仲間で2人ミーティングをしました。話す内容を批判されることなく私のことを受け入れてくれました。寂しさや悲しさ苦しさを共有してくれました。これまでに犯した罪を口に出して話すことで深く反省することもできました。心が軽くなりました。楽にもなりました。絶望のどん底に落とされ，生きる気力を失くしてしまった私に仲間は希望をくれました。そうやって刑務所の面会室で2人ミーティングをし続けたことが今の私につながっていると考えています。

クレプトマニアの治療法

　刑務所というところは再犯しないための勉強会やミーティングといったものは一切ありません。刑期が終われば，それで終わりだったのです。私がこの赤城高原ホスピタルにつながったのは弁護士さんを通じてクレプトマニアという病気を知ったからです。

4度目の公判が開かれる3週間前にこちらの病院へ夫とともに受診し，クレプトマニアと摂食障害と診断されました。同じ病気をもつ仲間からのプライベートメッセージは心に響きました。

　回復してきている仲間の体験談を聞くことで，クレプトマニアという病気は完治しないが回復はできるということを受け入れ，治療の一歩を踏み出しましたが，その後実刑を受け，治療は閉ざされてしまいました。私はどうしてもこの病院で治療したいことを受刑中に夫に伝えました。夫は1人で京橋メンタルクリニックへ出向き，私が出所後，すぐに入院できるように手続きをとってくれました。

　2017（平成29）年1月28日に出所し，2月15日から赤城高原ホスピタルに入院しています。この病気は受刑生活を送ったからといって治る病気ではありません。クレプトマニアという病気を治さない限り，同じ過ちを繰り返してしまいます。そして一度治療を受けただけではなかなか治らないし，継続して治療を受け続けることの大切さをこの病院で学びました。

　私にはもう後がありません。次に再犯すると常習累犯窃盗で3年以上の実刑を受けることは確実ですし，夫にこれ以上の迷惑はかけられません。安心して社会生活を送ってもらうことが夫への恩返しだと思っています。退院後地元の病院へ通院しながら自助グループにも参加し，細く長く治療継続していくことが，私が抱えているクレプトマニアという心の病の治療法だと考えています。

　最後になりますが，この病院は自分を変えるところ，ミーティングは学びの場・気づきの場，プライベートメッセージは忘れかけていたつらさ，苦しさ，しんどさを思い出させてくれる場です。これからは足もとを見ながら，盗らない1日を積み重ねていくことが自分のため・家族のためですし，社会に迷惑をかけないことだと考えています。

夫の暴力から逃れたあとに

桜　美幸（仮名・女性・45歳）

結婚と束縛から過食へ

　私は25歳で結婚してから摂食障害になってしまい，このことが原因でクレプトマニアになってしまいました。

　幼少期のころから真面目で厳しい母に一生懸命育ててもらっていました。当時，頑張っていたのは自分のためになるので当たり前だと思っていました。しかし今考えると私が頑張って成果を出すと，母がとても喜んで褒めてくれ認めてくれたからだったとも思います。

　中学生のときに私の兄は非行に走ってしまいました。父や母はとても悩み悲しんでいました。「せめて私だけでも良い子でいて悲しませないようにしよう」と強く思うようになったのでした。このように私がずっと頑張ることができ，最終的に希望した職業に就くことができたのは両親のおかげだと思い，とても感謝しています。この頃までは摂食障害もなかったし，当然万引きをしたこともありませんでした。

　25歳で私は親の猛反対を押し切って結婚し他県に転居しました。夫は私に「おれが仕事に行っているときに何か事故や事件に合うと大変だから，一人では絶対に出かけないように」と言ってきました。そう言われていたのに勝手に外出し，そのことが夫にばれてしまったとき，壁に穴が空くくらい大暴れをされてしまいました。それ以来，怖くて常に夫の言いなりになり，夫の顔色ばかりを気にして生活するようになりました。一日中家にいて夫の帰りだけを待つ生活により，私はこの退屈な時間を食べることに費やすようになっていました。

食べ吐きダイエット

　「食べてばかりいたらそのうちデブになってしまう」と思っていたとき，テレビで"危険なダイエット"として"食べて吐く"が紹介されていました。私にはもってこいだと思い，その行為をまねしました。夫からの支配・束縛，暴言・暴力がひどくなればなるほど私の過食嘔吐もひどくなっていきました。そして食費もとてもかかるようになり，「吐くためにお金を払うのはもったいない」と思うようになり，食べ物欲しさに今度は万引きをするようになってしまったのでした。過食嘔吐をしたくなると「食べ物を盗ってこなくてはいけない」という強迫観念にとらわれてしまうようにもなりました。

　警察にもたびたび捕まるようになってしまい，犯罪歴を重ねることになりました。夫はギャンブル好きで消費者金融に多額の借金をつくったり，また夫の実家からお金を貸してほしいと言われたりして，結婚前にためていた私の貯金から借金を返済したり貸してあげたりしていました。貯金が少なくなってくると減ってしまったお金のことで不安になり，減ってしまった分の穴埋めをしなくてはいけないと思うようになりました。この気持ちがまた私の万引きをひどくさせた原因になっていたと思います。

　いつでも私は，こうなってしまったのは，すべて私が親の反対を押し切って結婚してしまったからだと思っていました。両親に迷惑や心配をかけたくなかったので「幸せ」を偽り，本当はすぐにでも助けてもらいたかったけれど相談の一つさえもできませんでした。そして，私のかわいい子どもたちのためには，私が何もかも我慢して耐えていくことが一番正しいことだと思っていました。子どもたちが大きくなるといろいろなことが分かるようになり，私が隠していた夫のDVのことを私の両親に「ママを助けて」と話してしまったのです。

仕事とストレスから過食へ

　このことがきっかけで42歳のとき，裁判所から私に保護命令，夫には接近禁止命令，退去命令などが下されて離婚することとなり，子どもたち

を連れて実家に戻りました。ちょうどそのとき私は懲役1年執行猶予2年の判決を受けていました。夫と離婚してから私は不思議なことに過食嘔吐が治まり，万引きも自然ととまったのでした。この間に無事執行猶予は切れました。夫から受けていたストレスが私の過食嘔吐や万引きに影響していたのだと理解しました。過食嘔吐や万引きはもうすっかり治ったものだと私は思っていました。そして，今度は私が子どもたちを育てていくためにしっかりと稼げる仕事に就かないといけないと思い働き始めました。

その会社で働いていた私の前任者は3か月で精神病になって辞めたと聞いていただけあって，社内の雰囲気は非常に悪く，仕事もとても一人ではこなせる量ではなく，毎日毎日長時間の無償残業をして，残業時間は1か月に140時間を超えました。こんな会社でも辞めてしまえばお給料がもらえなくなるし，両親にはまた迷惑をかけてしまうことになるので，仕事は仕事と割り切ってやるしかないと思い，やはり誰にも相談はできずに頑張り続けました。

仕事を始めて1か月くらいすると，パソコンに向かっていると放心状態になり，記憶が飛んでしまうようなことが起こり，精神的にかなりつらくなってきました。夫と離婚して治ったとばかり思っていた過食嘔吐と万引きが，この大きなストレスによって，再び始まってしまったのでした。そしてまた逮捕されてしまいました。逮捕されたとき「もうすべて終わりだ，いなくなりたい」と死ぬことばかりを考えていた一方，おかしなことに「もうこれで仕事から解放される，過食嘔吐と万引きがやめられる，ゆっくり眠れる」という気持ちにもなりました。

クレプトマニアを知る

このとき両親は，私が夜中に過食嘔吐をしていたのをおかしく思い，調べてくれていました。そして初めて私が「クレプトマニア」であることを知り，その病気を治せる唯一の病院である赤城高原ホスピタルにすぐ相談に行ってくれました。保釈が認められたらすぐに入院治療できるように入院の予約も入れてくれました。しかし世の中はそんなに甘くなく，国選の弁護士の先生が二度も保釈申請をしてくれましたが，二度とも却下されて

しまい，入院どころか受診さえもできませんでした。

　両親は私のこの病気を理解して一緒になって再犯防止に努めようと，私が留置所にいる間は，何度も何度も病院に行き，家族会に参加し，プライベート・メッセージを受けてくれました。そしてその帰りには必ず私のところに面会に来て，病院で学んだことや治療をして回復した人から聞いた話を詳しく話してくれました。

　そうしているうちに私は自分が「クレプトマニアという病気なのではないか？」と思うようになり，「万引きがやめられなかったのは，私の意志が弱かったのではなくて病気だったからなんだ。治療をすれば万引きをしなくなる。そうすればもう誰にも迷惑をかけなくなる。だったら早く治療をしたい」という気持ちになったのでした。

一人では何もできない

　治療する意思は十分ありました。しかし裁判では「懲役1年」という厳しい判決が出てしまったのでした。両親は病院の院長先生のところに裁判判決の報告とともにお礼を言いに行ってくれました。院長先生は「娘さんは治療をしなければ刑務所出所後も再犯を繰り返すでしょう。病気を回復させ再犯を防止するには，控訴して控訴審までの間だけでも保釈してもらい治療をすることが必要です。治療をしなければ，この病気は回復できません」と言われたそうです。

　両親と私は，もう二度と万引きをしないように，どうしても治療をして回復したかったので控訴することにしました。治療期間は6か月と言われましたが，私には控訴審まで3か月間しか時間がなかったので，とにかくすぐに保釈をしてもらい，治療に専念しました。気持ちばかりが焦ってしまいつらいこともたくさんありました。しかし，私は私のための回復プログラムを真面目に受けました。

　治療であるミーティングでは，今まで誰にも相談できなかったいろいろなことをきちんと話し，仲間たちと悩みを分かち合いながら，自分の弱さを吐き出すことで，徐々に健康な心を取り戻すことができていきました。そしてこのようなことが結果として回復につながっていくという効果があ

ることも実感しました。だからきちんとミーティングの治療に出続けることは大切なのだということもよく分かりました。

　治療を始めて3か月後に控訴審があり，判決では「懲役1年執行猶予4年保護観察付」という温情豊かな判決をいただき，1審判決を覆すことができたのでした。院長先生や弁護士先生のおかげでもありますが，私が病気を回復させ二度と再犯をしないという気持ちを強くもち治療に専念していること，両親が再犯防止のため一生懸命家族会などに参加して私の病気を十分理解してくれたうえで，これから先も私の支えになってくれるということなどが，この判決をいただくことができた要因でした。よい判決をいただいた後私は引き続き残りの3か月間も入院治療を続け，計6か月の入院治療をしてから退院をしました。退院して約2年になりますが再犯せずに家族と幸せに生活をしています。小さな悩みでも1人で抱えこまず，家族や，毎週通っている赤城高原ホスピタル，そして自助グループの仲間に話すなどして心を常にクリーンな状態に保ち，ストレスなどをためこまないような努力を続けています。

　私は結局孤独であり一人では何もできなかったのです。人に相談したり助けを求めたりすることはあまりよいことではないと思っていましたが，その考えは間違っていたということが分かったのでした。この入院治療ではたくさんの気づきがありました。治療をしなければ今の私はなかったと思います。今後も絶対に再犯をしないように，そして今回の控訴審でいただいたこの判決や赤城高原ホスピタルでやってきた治療を無駄にすることのないように，頑張っていこうと思っています。そして，私のために必死に協力してくれた両親には本当に心の底からありがたく思い，感謝の気持ちでいっぱいなので少しずつでも恩返しをしていきたいと思っています。

良い子を演じているうちに

武田信一（仮名・男性・44歳）

私の家族

　私の盗みは，もう保育所の頃から始まっていました。母の小さな机や三面鏡の引出しから小銭を盗んでは，近所の駄菓子屋に行っていました。このことに母は気づいていたかどうか分かりませんが，注意されたことはありませんでした。母は通勤に1時間以上かかる幼稚園の教諭で仕事が忙しく，私に「早く大きくなあれ」と呪文をかけて育てていたと言います。

　当時，私は祖父，祖母，父，母，妹と私の6人家族で生活していました。また祖父母にとって私は内孫であり，また初孫で，武田家の長男でした。

　父は高校卒業後すぐに公務員になり，収入の少なかった祖父の代わりに，若い頃から家計を支えてきたそうです。父はかなり酔っ払って最終電車で帰宅するか，電車で寝過ごして終点の駅で泊まることがよくありました。

　母は時折「本当はパパと結婚したくなかった。おばあちゃんから何回も手紙をもらって，情にほだされて結婚してしまった」と私にこぼしていました。

　祖父は，私が保育所に通っていたころには舞台大工をしていました。いつも祖父の傍らには日本酒や焼酎などの一升瓶があり，私が何か失敗すると「やると思った」と言うのが口癖でした。

　祖母は，私の小さい頃にはよく「だるいだるい」と言って寝込んでいました。祖母のつくる料理はまずく，私は祖父母の目を盗み，よくおかずを窓から捨てていました。

　母と祖母はお互いがいないところでお互いの愚痴を私にこぼしていました。かなり幼い頃から，家族をつなぎ合わせるために，祖父母や両親にとっ

てかわいらしく振る舞うことが，私の役目だと思っていました。

　妹はそんな私とは違い，嫌なことは嫌とはっきり言う性格で，よく父と
ケンカをしていました。私は，反抗期らしい反抗期がありませんでした。
今思えば，妹の態度のほうが私よりも健康的なものだったと感じています。

カブト虫事件

　私が小学校3，4年の頃，家の外で起こした盗みに「カブト虫事件」が
あります。夏休みの前に祖母から「カブト虫を買ってあげる」と言われ，
私は友人にもそれを話しました。しかし夏休みになり，7月が過ぎ，8月
が終わりに近づいても，いっこうにカブト虫を買ってもらえませんでした。
私は祖母の機嫌を損ねたくなくて，「まだ」とか「早く買ってよ」とか言
うことができませんでした。友人たちから「まだ買ってもらえないのか」
などと言われると，私は自分が責められているように感じました。

　そして，ある日とうとう「もう盗むしかない」と決意し，隣の家の友人
宅からカブト虫を盗んでしまいました。この様子は友人の母親に見られて
いて，すぐに祖母にばれました。祖母が夜遅く帰宅した父に話し，翌朝父
が友人宅に謝ってくれたのですが，私は自分が直接隣の家に謝りに行き，
子どもなりに責任を取ることができませんでした。このことは，その後も
私の盗みが続き，常習化していったことに深く影響していると思います。
またこの事件は，しばらく母に秘密にされました。後日，近所の人から母
の耳に入り，母は泣いて父に怒っていました。

　中学に入ると，私は変に母から大人扱いされるようになったと感じまし
た。夕方帰宅した母から，仕事や祖母についての愚痴を，1時間，2時間
と聞くことが常になっていました。私はそれが苦しいのに，母に嫌な顔を
されるのが怖くて「苦しい」とか「やめてほしい」と母に言うことができ
ませんでした。

ママの愚痴が苦しい

　また私は中学校では成績も上がり，クラス委員をして，生徒会役員にも
立候補して「良い子」を演じていました。見えない鎖がどんどん自分に巻

き付いて，体がこわばるように感じていました。

そして私は中学3年の終わりに，ホームセンターで文房具を盗もうとして補導されました。警察には母が迎えに来てくれました。家に帰った後，母から「なぜあんなことしたの」と言われました。

私は「あのね，ママ，ぼくはそんなに大人じゃないんだよ。だからママの愚痴を聞くのはつらかったんだ」と言いました。

母は泣きながら「ママのせいにするの！」と言いました。私にとってはようやく言えたSOSでしたが，それでも理解されないのか，と思いました。

それからは，「苦しい，助けてほしい」と感じても「きっと受け入れてもらえないから」と，初めから言葉にするのを諦めるようになりました。

私は大学に入って親元を離れても，盗むことがとまりませんでした。学校で，バイト先で，そして社会に出てからも，職場で物やお金を盗み続けました。

ミーティングとカウンセリング

私は30歳を過ぎて，ようやく親が喜びそうな仕事に就くことができました。しかし私は「とても勤まらない。もうこれで許してもらおう」と思い，就職して1，2か月後にはアパートのベランダで首を吊って死のうとしました。でも，死に切れませんでした。結局，私はその職場でも物やお金を盗んでしまいました。そのことが周囲に知られたように感じ，私は仕事に行けなくなりました。精神科に通院し，休職をしました。

精神科とは別にカウンセリングを受け，相互援助グループのミーティングや依存症の回復施設に通うことになりました。そこで私は初めて，自分が常習窃盗という病気だと知りました。また，私にはギャンブル依存症と性依存症があることも分かりました。

ミーティングでは，自分のことだけを話すように促されますが，私は初めのうち，親や周囲の人や職場の環境が悪いからだと言い募っていました。3か月ほどして，逃げ出したくなって，性依存症のスリップ（再発）を起こしました。その際「もう人や環境のせいにするのは嫌だ」と思いました。周囲の仲間や施設のスタッフの励ましを受け，自分自身の内面を見つめて，

紙に書き出す「棚卸し」というプログラムにも取り組みました。

　スポンサーという，プログラムを導いてくれる仲間からは，私の考え方や行動のどこが間違っているかを一つひとつ指摘してもらいました。スポンサーは私に「認めてほしい，受け入れてほしいというのがあなたの一貫したテーマだね」「人のせいにしないで，見切りと覚悟をもって決断して行動したら？　あとはきちんと責任を取ることだね。それが大人の態度だったり，回復ってことだったりするんじゃないのかな」と言ってくれました。

　休職していた職場への責任の取り方については，スポンサーさんやカウンセラーさん，弁護士の先生と何度も相談しました。その結果，退職することに決め，まず自分のしたことを両親に告げることにしました。

叱られてよかった

　実家に帰った際，母が車で最寄りの駅まで迎えに来てくれました。私は車中で，職場でした盗みについて母に話しました。母は強い口調で私に「あなたねえ，40歳にもなって何をやっているのよ。親の面倒をみろとは言わないから自分の面倒くらい自分でみられるようになりなさい！」と言いました。ハンドルを握る母の手はわなわなと震えて，車が蛇行し，交通事故を起こすのではないかと思うほどでした。私はそのとき，不謹慎だとは思いながら「きちんと叱られてよかった」と感じていました。

　私は自分が嫌われたり，傷ついたりしたくないので，「良い顔」をいつもつくってきました。そしてつじつまが合わなくなったり，苦しくなって身動きが取れなくなったりすると，「できません」とか「助けてください」と言えずに，盗むことで救われよう，分かってもらおうとしていたのだと思います。でもこれは，誰にも理解されない，狂ったおかしな考えでした。

　私は，常習窃盗という病から回復するために，これからはきちんと嫌われる勇気をもち，自分の人生に責任をもっていきたいと思っています。

子どもと二人で狂気の生活

赤木鋭子（仮名・女性・38歳）

初めての万引き

私が赤城高原ホスピタルに初診，入院をしたのは2005（平成17）年，今から10年前になります。当時はクレプトマニアの院内ミーティング（グループセラピー）を始めて間もない頃で，数名のクレプトマニアがミーティングをしていました。

私が入院までに至ってしまった経緯をお話します。

高校1年の頃より過食嘔吐を繰り返す摂食障害になりました。卒業までの2年間に症状が徐々に悪化し，家族との同居が難しくなり，進学を理由に実家を離れました。

初めて万引きをしてしまったのは近所のコンビニでした。すでに毎日のように大量の食べ物を買い込み，1万円を1〜2日で使ってしまう状態に不安を覚えていました。あるとき，菓子パンを一つ鞄の中に忍ばせ，その他の食品はレジを通して店を出ました。見つかりませんでした。あのときのなんともいえぬ緊張感と高揚感と嫌悪感は過食を始めるとすぐに消えてしまいました。それからたびたび万引きをするようになっていました。1度，コンビニの店長さんに万引きが発覚し注意を受けましたが，その場で帰してもらえたので，私のなかではなかったことにできると思いました。

初めての入院

病気を隠して，学校を卒業し，就職しました。人間関係のストレスと，自分の仕事に対する取組みの甘さから社会人として全く適応できない現実がのしかかり，一気に食べ吐きと万引きが悪化していきました。

毎日大量の食べ物を盗みにスーパーやコンビニをはしごするようになり，休日にはデパートや雑貨店をめぐりながら大量に盗むようになっていました。仕事に就いていた4年の間に2度，警察のお世話になりました。2度とも両親が警察に引き取りに来てくれ，逮捕までには至りませんでした。母が私に向かって泣き叫んでいたのですが，叫び声だけが聞こえてくる状態でした。早くこの場が過ぎてほしくて，心ない謝罪をしていた記憶はあります。

その後，家族のもとに戻りましたが，親の目を盗んで万引きを繰り返していました。唯一自尊心の支えだった仕事を失い，自暴自棄に近い状態でした。親の財布からもたびたびお金を抜きました。親が私の不審な行動に気づき，問い詰められても平気で嘘をつきました。感情的に親をののしりながら，つかみかかったこともありました。両親の悲痛な表情を目にすると，罪悪感が怒りに変わり，矛先をすべて親に向けていました。

そうした日々のなか，万引きをしていた最中に再び発見され，警察に連行されてしまったのです。手に負えないと判断した両親が赤城高原ホスピタルを調べてくれ，私は入院をすることになりました。

子どもを巻き込む

そうした状況下でさえ私は自分がどうしようもない状態だと認めることができていませんでした。入院中も真剣に治療に取り組むことができず，中途半端に過ごしていました。しかし，環境のおかげか一時的に万引きはとまっていました。

退院後は実家には戻らず，男性と同棲しながら生活をしていました。しばらくは通院と院内ミーティング（MTM：万引き・盗癖ミーティング）を続けていましたが，結婚，出産を機に治療をドロップアウトしてしまいました。

気づいたときには，また万引きが再発していました。再発は，出来心のような感覚で小物を一つ未払いで持ち出してしまったときから始まりました。いったんストッパーが外れてしまうともう自力ではとめられなくなります。これがクレプトマニアの本質だと感じています。

それからは子どもを巻き込みながら，元の狂気のような生活になっていきました。離婚をして，子どもと二人きりの生活のなかで日用品から食品までありとあらゆるものを盗みました。

奇跡のあとの再発

治療をドロップアウトしてから2年後，再び赤城高原ホスピタルに助けを求めたきっかけになったのは逮捕されたことでした。自宅に警察が来て，子どもを連れて警察署に事情聴取に行きました。被害店舗の店長さんの温情で，被害届を取り下げていただいたおかげで処分は免れましたが，子どもを巻き込んで大変なことをしているという状態に気づき，絶望しました。

そこから私は，自力でやめようと努力しましたが続きませんでした。何度も立て直そうとしましたがスリップ（再犯）してしまいました。万引きをやめられるならなんでもするから助けてほしい，と真剣に主治医に助けを求めたのはこのときが初めてでした。そうして私は主治医の提案を受け入れ，毎週の通院，仲間と立ち上げた院外自助グループ（KA）への参加，ネットスーパーの利用，スリップしてしまった際の返金と謝罪を実践していきました。

あれだけとまらなかった私に奇跡が起こりました。やめ始めはほんとうに大変でしたが，徐々に楽になっていきました。そして約5年間，万引きをしない生活で，自助グループにつながりながら依存症の回復を目指して治療を続けていました。

万引きの問題が楽になり，自分がクレプトマニアだという自覚が薄れ，途中からKAを離れました。依存症の回復が行き詰まり，精神的に追い詰められることが増え，徐々に万引きの予兆が現れていたのは後になって気がつきました。

試供品を余分にもらってきてため込んだり，目的のないウィンドーショッピングが増えたり，損得勘定が激しくなっていき，ついに私は仲間に対する激しい嫉妬心に取りつかれ，スリップしてしまいました。何年もとまっていたのに，1度ストッパーが外れるともう自力ではとめることができませんでした。

回復を目指す

　スリップから数か月後，警察に逮捕され，罰金刑の処分を受け，2014（平成26）年7月末から2015（平成27）年3月末までの8か月間，赤城高原ホスピタルで入院治療を受けました。

　退院後は自助グループにつながり，12ステップを通して回復を目指して現在に至ります。スリップから4年が経とうとしている現在，やっと現実が見えてきました。自分自身と向き合えるようになって，自分がしてきたことの影響や，周りを巻き込み傷つけ振り回してきた事実に，真摯に向き合っています。狂気が正気に戻りつつあることを実感できるようになってきたのは，ミーティングの効果だと思います。ミーティング中心の生活を送りながら回復を目指し，今後も努力していきます。

1日に5通のメール

榛名ミユ（仮名・女性・48歳）

食べることへのこだわり

なぜごく普通の主婦が万引きに手を染めてしまったのか。いろいろ考えましたが，正直に言ってこれといった原因は思い浮かびません。

私には，温厚篤実な性格の両親と，三つ違いの弟がいて，経済的にも恵まれた幼少時を過ごしました。人見知りなく育ち，明るい性格で，私の周りには常にたくさんの友達がいました。人一倍がんばり屋で人気者，でも気は小さくて臆病者。

幼稚園のとき，両親は共働きで忙しいせいか，食事に関しては，食べたいものは制限なく食べられる生活環境でした。そうこうしているうちに卒園時には体重が50kgに増え，心配した両親がある専門医を受診して食事制限を行いました。まじめに両親の言いつけを守り，小学校入学を迎えた頃は標準体重に調節することができていました。

しかし，女子高の進学校に進み，ダイエットとは無縁の食生活をして一気に70kgになってしまいました。

その後，大学に進み，卒業後は証券会社に就職して，お見合いをして，現在の主人と結婚しました。結婚したときの体重は60kgでダイエットや体型を気にしなくてもよい時期でした。

ほどなく出産をして，一歳半違いで男の子が二人できました。子育てが忙しくなると，いくら食べても動いているせいか，産後太りになるどころか，自分でもやせてきたなと思うことがありました。明らかにスカートが緩くなってきたのです。人生で初めて50kgを切ったのもそのころです。

朝昼晩の食事は，朝に1回，同じ時間同じテーブルの位置で，あんぱん

1個と，同じコップに同じ量の水1杯だけでした。このルールでしか食事ができませんでした。1分前でもダメ，1分後でもダメ。同じ行動しかできません。

このとき，私は銀行でパートの仕事をしていて，日々充実していました。やせればやせるほど元気で陽気，支店で表彰されるほど成績も優秀。ただし100gでも200gでも太ったら，仕事は休んでいました。人との付き合いもできなくなります。家族には暴言を吐いていました。

その頃から頭のなかは食べ物でいっぱいでした。料理本やテレビのグルメ番組を見て，自分で食べもしない料理を大量につくり，嫌がる家族に無理に食べさせました。案の定息子たちは極度の肥満体型になりました。

クレーマーから窃盗へ

そんなとき，私がとった行動は，食品関係のお店へのクレーム電話で，「お宅の商品に髪の毛が入っていた」と片っ端から嘘の言いがかりをつけ，被害代金の請求や代替品の要求など，詐欺，恐喝まがいのことをしていました。

しかし，そんな生活も長くは続かず，最終的にはクレーム常習犯として，お菓子販売の全国組織に呼び出されました。次に同じことをしたら警察に通報すると言われましたが，両親と主人が謝ってくれたおかげで，このときも事なきを得ました。心のなかで「やっぱり今回もなんとかなった。人生は思いどおりになるものだ。これからもきっとそうに違いない」と思いました。

今度はスーパーに行き，半額シールをはがし，別の高級商品に値札を貼り替え，レジで支払いをする行為を始めるようになりました。

摂食障害はさらに悪化して，周りからは奇異に映っていたようです。他人と食事ができなくなっていた私は職場でも孤立しました。

初めての万引き

そんな状態の日々を送っていたある日，あまりにもお腹が空いていました。いつものように帰りがけに買い物をしようと入ったスーパーで，新商

品のあんぱんに目がいきました。ひどく空腹な私は，なんの罪悪感もなく，とっさに1個を手に取り，自分のかばんの中に入れ，そのまま店の外へ出てしまいました。

「どうしよう，初めて盗ってしまった」「見つかれば逮捕されてしまう」その日は一睡もせず，次の朝を迎えました。しかし，2日経っても，3日経っても，警察からは何の連絡もありません。

きっと1個なら見つからないんだ，これならいけると思った私は，2個くらいなら，3個までなら，とだんだんとエスカレートしていき，そのうちあらかじめ用意しておいたその店のレジ袋を持参して，レジを通らずサッカー台で袋詰めをするようになりました。

このころ家の中は食料品で埋め尽くされ，冷蔵庫の中は大量の食材で扉が閉まらず，ガムテープでとめていました。腐っても気にならず，大量にあることで安心できます。

そんなことを繰り返していたところ，初めて私服警備員に声をかけられ，すぐに警察に通報されました。

引き取りに来てくれた両親，土下座までして娘の不祥事を詫びた両親，育て方が悪かったと自分を責めた両親，もう二度とこのようなことはさせませんと警察に誓った両親。そんな両親から「あんたお金もっているでしょう。子どもでも万引きなんかしないのよ。そんなふうに育てて大学までやった覚えはない！」と言われました。

それからは，盗ってはすぐ捕まり，ことあるごとに警察の取調べを受けます。なぜ盗ったか，という質問に対しては，「つい出来心で」とか「会社で嫌な上司に怒られた」とか言っていましたが，別に理由らしい理由は思い当たりません。今日も盗りに行かなければ，盗りに行きたい，といった考えがやまず，行動もとまりませんでした。しかし，警察には「ごめんなさい，もうしません」で通しました。やめようなんてこれっぽっちも思っていませんでした。やめたくなかったし，やめられませんでした。

留置場から精神科病院へ

2013（平成25）年8月，最後の事件を起こしました。

その日は，前回の裁判で摂食障害の治療に向き合う条件で通院することになった診療所に行く日でした。その日，たまたま主治医のご家族に不幸があり，急に休診となったため，私は急いで決めていたスーパーに行き，いつものように手当たりしだいに，載せきれないくらい大量の食品をカートに入れ，何食わぬ顔をして店を出ました。この日もいつものように，朝から行くと決めていました。

すぐに逃げられるように出入口に近い身障者用の駐車場に，赤の派手な外車を停めてありました。もうすぐ発車，の寸前に私服警備員に捕まりました。

「分かっていますね」のひと言でした。このときに盗った品が95点，2万2772円。スーパー滞在時間は約10分。カゴが見えなくなるくらいまで盗らないと満足しません。バックヤードに連れて行かれ，好奇な目で見る従業員の視線にも慣れっこになっていた自分。警察に通報され，そのまま，以前捕まった留置場に入れられ，3か月勾留されました。

何回もの保釈請求却下の後，莫大な保釈金を家族がかき集めてくれ，治療のために留置場を出ることができました。その日のうちに赤城高原ホスピタルに入院です。夜遅く最寄駅から乗ったタクシーの中からぼんやりと見ている星空やなにげない普通の景色，病院の入口を示す矢印に，その日から私はどんなふうになるのかと思い，万引きと決別しなければならないと心に誓いました。

ミーティングで治るのか

2013（平成25）年11月から2015（平成27）年4月までの約1年半を赤城高原ホスピタルで過ごすことになりますが，翌日からミーティング中心の生活でした。明けても暮れてもミーティング。傷の治っていく状態が目に見えないのが残念で，どのくらい治ったかも証明できません。ただミーティングに足を運ぶだけ。

初めてのミーティングで，私と同じ窃盗症・クレプトマニアで苦しんでいる患者さんが全国から来ていたことに衝撃を受けました。日々回復に向けて頑張っている姿を間近に見て，その日は涙があふれてとまらず，何を

どう発言したのか覚えていないくらいでした。しかし，こんな治療で果たして治るのか，半信半疑でした。

次の日は，私のこれからの恩師になる主治医の竹村医師の診察。「あなたはれっきとしたクレプトマニアですね。西の横綱です」と言われました。しかし診察時間は5分くらいで，そのとき「これからメールでその日のことを報告してください」と告げられ，その日以来，現在に至るまで，日々の生活の過ごし方やなにげない日常のひとコマを，1日約5通のメールに書いて送っています。先日も先生にお会いしたとき「ミユさんメール多いね。でも全部読んでいるからね」と言われ，涙がとまりませんでした。

治療プログラム

院内生活は，日々のミーティングと，1週間ごとに決められた治療プログラムに参加します。

1週間に1回，不定期に手荷物チェックがあります。自分の持ち物に間違いがないかを確認して証明しなければなりません。

最初のうちは，これもあれもと品数がたくさんになり，私物表に書ききれないありさまでした。最初30分かかっていたチェック時間も退院前には5分でした。

一つひとつの品物がいとおしく，ていねいに扱うようになりました。自分のお金を出して買ったものを大切に使ううれしさ，そして財布からお金を出して使う喜びを知りました。

余暇時間は，私の一番の回復の源「おさんぽ」に行きます。買い物もします。外出時は，透明ビニールバッグに財布だけを入れ「行ってきます」と声をかけ，外出ノートに行き先と時間を書きます。

病院近隣には4軒の店がありますが，そこへ一人で行き，「私は赤城高原ホスピタルに入院している者です。窃盗治療で入院しています。この透明バッグを預かって，どうぞ私を見張っていてください」とお願いしました。すると，ある小さな商店の主人が「分かったよ。ゆっくりご覧なさい。手に取ってさわってもいい。買えるようになったら買ってくださいね」と言ってくださいました。私は涙がとまらず，泣きながら約1時間かけて病

院に帰ったことを思い出します。

　しかし，自分でお金を払うとなると，適正な値段，ものの価値が分からなくなっていました。それを看護師さんに相談したら，「財布からお金を出す訓練をしなさい」とアドバイスされました。

手ごたえのあったプログラム

　ほかに最も回復の手ごたえと感じたのが「プライベート・メッセージ」です。

　本人，家族や関係者に対して，ときには弁護士さんにまで，一人約40分，自分の体験やこれまでの経緯を包み隠さず語るもので，私は入院期間1年半で約130人にお話しさせていただきました。これは人生最高の宝です。一人ひとりの顔も鮮明に覚えています。こんな重症の私でも誰かの役に立っているのです。

　しかし，入院生活はそうそううまくいかず，ケチな私は入院当初，無料で置いてある手洗い用のペーパータオルをため込み，ペナルティを受けました。また，病院の備品である手洗い用のせっけんでコップを洗って見つかり，罰として約1週間トイレ掃除を行いました。

　どうせただなら，もらわないと損的な考えなのですが，結局は手荷物チェックGメンに見つかってしまいます。このときもすべてのことを主治医にメールで報告します。

1年半の入院治療を終えて

　歯の治療もあり，まだ続く裁判に備えて一度退院してもいいか，主治医に確認したことがあります。弁護士さん，家族ともだいぶ話し合いました。帰るとなると，四六時中私を見張ってなければならず，それだけ家族に心配も負担もかかります。

　検討の結果，2015（平成27）年4月に一時退院することになりました。「日課報告」として，毎日メールを5通ほど送ります。

　「ミーティング」は，2週間に1回はKA兵庫，1週間に1回はKA大阪に足を運びます。KA兵庫は家族会も併設されていて，同じ悩みをもつ本

人と家族が2週間の無事を確認します。

　保護観察官の方とは，月に1回面談し，日々の生活の過ごし方を報告します。

　近くにいらっしゃる保護司さんとは，月に2回，ときに世間話なども交え近況報告をします。いつも玄関に飾られている季節の花に癒されます。何をどう感じるか，感じることができるようになったか，私にとってすべてが治療の一環です。

　収監されたらメール報告はできませんが，これからもずっと竹村先生にメール報告します。

　これからは私のような人たちの役に立つようにこの体験を伝え，回復したミユさんみたいになりたいなと思ってもらえる日まで頑張ります。

　西の横綱である私がこうまで思えるようになったのは，赤城高原ホスピタルにつながることができたからです。

　2016（平成28）年4月25日判決が出ました。

　罰金25万円の温かい判決をいただきました。

　収監も覚悟していましたが，弁護士先生から「長期にわたる入院生活や，グループミーティングなどに参加し，現在も治療につながっているということが大きいんだよ」と言われました。

第2節

家族が語る

子どもの受験をきっかけに

住吉克子（仮名・女性・70歳）

7回の万引きから窃盗癖の治療へ

　私の娘は47歳で，家庭の主婦です。娘の夫は大手企業の管理職で，国内・海外の出張も多く，土・日も出勤があり，多忙です。結婚当初は夫婦仲もよく，私たちとも一緒に旅行などして，頻繁な行き来もありました。婿の実家の援助もあり，持ち家を購入し，ローン返済も生活にゆとりがあるほどの金額で，恵まれたスタートでした。

　今回娘は7回目の万引きで逮捕されました。毎回親は「なんで」「どうして」と嘆き，娘は「ごめんなさい」と泣き崩れるばかりです。以前の弁護士からは本人の甘さ，親の育て方，しつけの悪さ等，責められることばかりでしたが，今回，別の弁護士から初めて赤城高原ホスピタルへの入院を勧められ，やっと窃盗癖（クレプトマニア）という病気であると教えられ，理解ができました。また，「治療につなげたい」「娘を助けてやりたい」との一心で，ともに頑張っていく覚悟ができました。

　2016（平成28）年5月25日に，今回の結審があり，25万円の罰金刑が確定しました。2011（平成23）年8月から2013（平成25）年8月までの2年間に7回の万引きを繰り返し，罰金刑30万円。1回目の裁判で懲役1年執行猶予3年，2回目の裁判で懲役1年執行猶予5年を受けており，それぞれの刑が消えていないなかでの逮捕でしたので，今度ばかりはと実

刑も覚悟していましたが，幸いにも裁判長に入院を認めていただきました。
そして1年半赤城高原ホスピタルへ入院しました。

犯行時，娘には摂食障害（拒食症）があり，身長165cm，体重29kgと
極端にやせていました。35kgにならないと赤城高原ホスピタルへの入院
の院長許可がおりないため，近くの拘置所指定の内科医で点滴を受けてい
ました。勾留中は刑務官の方に付き添っていただくなど，親身になってお
世話いただきました。食事に関しても頑張ってと常に声をかけて元気づけ
ていただきました。

その間，裁判のつど外泊許可をとり，私が付き添い出廷しました。

本人はパンが好きで，勾留中おいしい出来立てのパンを毎日拘置所でい
ただいて，食欲もわき，体重が35kgになり，赤城高原ホスピタルへの入
院が許可されました。

私立小学校受験の失敗

振り返ると，娘は幼児期・学童期に身体が大きく，低学年のころには体
重が40kgを超えていました。さすがに本人も私も気になり，東京の小児
肥満の専門医に相談し，通院。毎日の食事指導やカロリー計算等を徹底し，
時間をかけて減量。結果，周囲の人が驚くほどスリムになりましたが，本
人はとてもつらかったようです。「太ってはダメ」なことがトラウマになっ
たようです。

それでも，学生時代は娘らしくふっくらとし健康的で，得意の水泳で障
害児にコーチをしていました。卒業後，大手の証券会社に勤務し，23歳
で結婚，2人の子どもを授かりました。家事と子育てが忙しくなり，食生
活も不規則になり痩せてゆきました。上の子どもは，幼稚園のときから塾
通いをし，私立小学校の受験にチャレンジ，全力投球したのですが，結果
は不合格に。今思えば，娘の変調はその頃から始まったようです。

当時，娘は私に「受験の失敗でおかしくなる母親がいるよ」と言ってい
ましたが，まさしく本人がおかしくなり出しました。過活動が始まり，私
鉄の3駅くらいを往復歩いたり，朝早くから家の周囲を長時間歩いたりと，
近所の方にも「少し様子がおかしい」と注意されました。そのころ娘は，

少し仕事をもっていたので，留守がちにもなり，だんだんと私たちを家に寄せ付けなくなりました。

クレーマーとして訴えられる

お店へのクレームが始まったのも，この頃からです。雑誌に掲載された洋菓子店へ注文し，取り寄せたうえ，髪の毛が入っていたとクレームをつけて，返金させるといったような行為を手当たりしだいにしていたようです。

同じ店に電話をし，警察に訴えられて，初めて私たちの知ることとなりました。このときは，本人・婿・私とで弁済と謝罪に行き，許していただきました。

さすがにその後はなくなりましたが，今度は姑への無心が始まりました。毎月，かなりの金額をせびっていたようです。たまりかねた姑からの連絡で，私たちが知ることになりました。

姑は，自分さえがまんすれば他人様に迷惑をかけなくてすむと思い，援助していたとのこと。あとになって分かったことですが，娘は自分の名義で郵便局の積み立てを毎月しており，引き出すことなく，かなりの金額の貯金があり，驚きました。まず貯金をし，生活費の不足分は姑から出させていたようです。

私たちは相変わらず家の出入りを禁止されていて，孫たちからの電話で様子を聞いたりしていました。心配になり，保健師さんに相談し，本人も治療に意欲がありましたので，摂食障害の治療で精神科に通院することになりました。車で30分の距離を通院していましたが，行き帰りにコンビニエンスストアやスーパー等で万引きを繰り返していたようです。

ゴミにあふれていた自宅

ある日突然警察からの連絡がありました。娘を万引きの現行犯で逮捕したとのことで，急いでまず娘宅へ走り，驚きました。廊下はものであふれ，冷蔵庫は食品でいっぱいになり，扉が閉まらない状態でした。こんな環境で孫たちが生活していたと思うと，涙がとまりませんでした。

以前，婿からSOSの連絡が入ったときも，当時通院治療を受けていた主治医から「摂食障害の治療が優先。家のことは後回し。散らかっていても目をつぶってやって」と指導を受けていましたので，その言葉を伝えていました。

　婿からはその後何も言ってきませんでしたが，まさかこんな状態になっていたとは。市の処理場まで，夫と2人で車でなければ運べないほどの多量の不用品でした。私たちの行動がよかったのかどうか，今もって悩んでおります。

　現在は娘宅に同居をし，買い物に付き添い，家事を手助けし，病院やKAに親子で通っています。娘も落ち着きました。一日一日を「盗らない生活の積み重ね」と思い，娘ともども日々精進し，治療していただいた院長先生をはじめご指導いただいたみなさまへの恩返しだと思ってこの原稿を書きました。また裁判中に二度の専門医の精神鑑定を認めていただけた重みも感じており，感謝しております。

「助ける」から「邪魔をしない」へ

田口強（仮名・男性・39歳）

結婚生活

「もう，自分の力だけじゃ妻は救えない……」

妻が万引きで4回目の逮捕を受けて警察から連絡があったとき，ふと頭によぎったフレーズでした。そして「支えると，支えがなくなれば倒れてしまう」という，当時の私にはとても理解ができなかった言葉も，今では何となく意味が分かってきたような気がします。

当時の私の仕事は公務員，妻は専業主婦でした。高校生の頃に知り合って，子どもができたことで，社会人1年目に結婚。私の仕事は帰りが遅く，毎日終電帰宅や午前様が続いていました。結婚しても夫婦でゆっくり過ごせる時間はありませんでしたが，自分が家庭を支えるんだ……という自覚だけはありました。

結婚後の生活は幸せでした。順調な家庭生活のなかで，少しずつですが「あれ？」と思うことがありました。「隣の奥さんのクレジットカードを拾った」と妻に相談されたこともあります。拾った経緯は少し信じがたい設定で，「普通そんなもの拾うかな？」と思いつつも，「正直に返したら」と伝えた出来事がありました。

初めての問題

最初に妻の問題が表出したのが，結婚して3年目。同じ団地に住んでいる奥さんからの連絡でした。「信じられないでしょうけど，あなたの奥さんが財布からお金を盗っていることが分かりました。すぐに来てください」という内容でした。

いったい何のことだ，と思い職場を早退して訪問すると4〜5人の奥さん方に囲まれて，妻が2歳の子どもを背負って座っていました。憔悴した表情。電話で説明があったとおり，証拠のビデオには妻が子どもを背負って財布からお金を抜き取っている姿が映っていました。私は頭が真っ白になりました。「もう一緒の団地にいてほしくない」「引っ越してほしい」という被害者の方の話もあり，生活圏を変えることにしました。

　「初めての子育てでストレスがたまっていた。あなたが仕事ばかりで家庭や私を見てくれていなかったから」

　彼女の言っていることももっともだと思い，これからは自分がもっとしっかりしなきゃ，家庭と仕事を両立させて妻を支えるんだ，という決心をしました。

　初めて警察から電話があったのは結婚4年目のときでした。「奥さんがバッグを万引きした。話をしたいので警察署に来てほしい」と携帯電話に連絡がありました。妻の万引きによる最初の逮捕でした。警察署では妻が高価なバッグを万引きした経緯を説明され，万引きでの初めての逮捕だったこともあり，私の監督で二度とこのようなことはさせないという始末書を書き，すぐに家に帰されました。

　事件の後，夫婦で話し合いをしましたが，妻からは「自分が万引きをした理由は夫への不満から来るものだった」と言われ，また私のせいか……と思いました。

管理・監督

　結婚して8年目。「夫が変わってほしい」という妻の要望に私は完全には応えられてはいませんでしたが，できる限り妻に合わせていました。洗濯物の干し方，食器の洗い方，仕事で遅くなったときの連絡の仕方，夫婦の夜の生活の方法など，生活のルールは無数にありましたが，これも妻のため，と思い何とかこなしてきました。

　妻の万引きも影を潜めていたと思っていたら，警察からまた連絡が来ました。「万引きで逮捕した」という連絡。警察署に行って犯行内容を確認すると，ベビー用品をカートいっぱいに山積みし，レジを通さずそのまま

車に向かったとのことでした。誰が見ても分かるような万引きをなぜ堂々
としたのか理解ができませんでした。警察からは検察に書類送検すると言
われ，頭が真っ白になりました。

　今思えばおかしなことですが，妻に反省文を書かせ，店舗には私が謝罪
に行って万引きした商品を買い取りました。「妻に苦しい思いをさせたら
また万引きを繰り返してしまう」という思いで事態を収めることを目的に
必死で動き回りました。担当の検事からは「奥さんの財布の管理をしなさ
い。ものが増えたら確認しなさい」など，私が妻をしっかり監督するよう
厳しく指摘され，不起訴処分となりました。

　妻も今回の犯行で自分自身の万引きの行動に恐怖を感じていました。夫
婦で話し合って，金銭感覚が麻痺しているんじゃないか，日常生活で孤独
を感じていたのではないかという話になりました。金銭感覚を養うために
自宅で内職を始め，友人との交流を深めることで万引きのことを考えない
ように生活を変化させました。私も妻を支えたいと思う一方で，妻が万引
きを繰り返す理由には薄々気づいていました。

私の問題

　実は，夫である私も性依存症の問題を抱えていました。

　結婚前に性犯罪で1度逮捕されており，その後も妻や周囲の人間に対し
て不満があるたびに不倫を繰り返していました。妻の2回目となる万引き
での逮捕の後，私の性の問題が表出し，電車内での痴漢で結婚9年目と結
婚11年目に2回逮捕されました。

　妻が3回目の万引きで逮捕されたのは，私が痴漢で2回目に逮捕された
後で，結婚12年目のときです。私は痴漢で逮捕され失職し，実家で暮ら
さなければならなくなった後のことでした。

　結局妻は在宅事件として起訴され，罰金刑となりました。担当の検事は
私に「なぜしっかり監督できなかったのか！」と強い口調で私を叱責しま
したが，もう私にはその力は残っていませんでした。妻の万引きの問題，
私の性の問題でいつものののしり合い，お互いに恨みの感情を表出した結婚
生活を送る毎日だったからです。

自分の問題なのに「相手が悪かったから」という理由をつけて，お互いに問題行動を繰り返していたのです。ただ，子どもを育てるという義務感だけで一緒に生活していました。もう自分の問題を解決する力など私たちには残っていませんでした。

そして，結婚16年目に妻が4回目の万引きで逮捕となりました。そのときは，1日に4店舗で品物を万引きしていました。

共依存症

「もうだめだ。自分の力では無理だ」

自然と涙があふれました。

逮捕の後，クレプトマニアを専門分野としている弁護士に連絡し，クレプトマニアを治療している病院に妻を受診させました。また，弁護士の勧めである相談室を紹介され，私が妻の相談に訪れました。そこで，カウンセラーから依存症の家族もまた依存症であることを聞かされました。

確かに私は性依存症の問題を抱えていましたが，もう一つの依存症ももっていたことに気づかされたのです。共依存症でした。

「私が妻を支えていたから，妻は万引きを繰り返していたのではないか」という言葉を聞かされ，私は自分の過ちに気づきました。共依存症のミーティングに参加するようになり，私は性依存症の問題に，妻はクレプトマニアの問題に，それぞれの責任で取り組む必要があることを知りました。

妻の最後の逮捕から1年半が過ぎました。もう，私は妻のお金を管理することも，妻を監督することもしていません。再度の罰金刑が確定してほどなく，妻は病院を受診しなくなりました。症状は出ていませんが，クレプトマニアの回復からは明らかに遠ざかっています。私自身がそうであったように，強いストレスやどうにもならない問題に直面すると，昔の生き方がすぐ顔を出すのでしょう。

ですが，私は妻にクレプトマニアの治療を受けさせることもしませんし，セルフヘルプグループに参加することも強要しません。私は自分が性依存症や共依存症のミーティングに参加する姿を見せ，あとは妻が自分の意思で，回復のために行動することを待っています。妻を満足させるために私

が変わることは意味がありませんでした。妻が望む夫ではなく，ありのままの自分でお互いが向き合うことが大切だったのです。そして，お互いが自立し，自分のことは自分の責任で行えるようになるのが，私たちの回復の第一歩だと考えています。

ママが出かけるとき

石田桂子／朋美（仮名・女性・34歳／31歳）

3度目の起訴

2016（平成28）年3月，母は3度目の起訴をされ，5月に裁判を受けることになりました。1度目，2度目の起訴と違うところ，それは「過去の窃盗2件」について起訴されたことです。

1，2度目は万引きをしたその日に勾留され，その数か月後に裁判，実刑判決を受けて刑務所に入りました。今回は2015（平成27）年6月と7月の事件（万引き）について起訴され，また起訴内容は「常習窃盗」という窃盗のなかでも重い罪で起訴されています。実は上の2件以外にもう1件示談にした事件があり，2015（平成27）年1年間で警察のお世話になった回数は3回となります。

母が京橋メンタルクリニックに出会い「クレプトマニア」と診断されたのは2012（平成24）年，2度目の刑期を終えたあとでした。それから今までの4年間は，京橋メンタルクリニックへの受診，世田谷・大宮で開催されるKAミーティングへの参加，そして4か月ほど赤城高原ホスピタルに入院し日々開かれる患者同士のミーティングプログラムに参加して「盗らない一日」を過ごす努力をしていました。

母の経歴

ここで少し母のこれまでの経歴についてお話しします。

母は韓国で生まれ，日本人との結婚を機に来日しました。同じく日本人と結婚した母の姉も日本で暮らしていました。最初は日本語にも，日本の生活にも不自由しましたが，語学学校に通ったり，日本人の夫と買い物に

出かけたり，徐々に日本の生活に慣れていきました。

　その後，娘2人をもうけ，家族4人で生活をしていました。長女を出産したのは1983（昭和58）年，その3年後の1986（昭和61）年には次女が誕生しています。

　母が初めて万引きで捕まったのが1985（昭和60）年で，小さな長女を抱いたまま警察に連行されたのではないかと推測します。

　その後，何度か万引きで捕まり，2007（平成19）年に1度目の実刑を受け，2度目の実刑は2009（平成21）年の年末となります。

　1度目はショッピングモールでの買い物中にマフラーをスーパー袋に入れ店外に出たところを警備員に声をかけられ現行犯，2度目は通勤途中の駅構内の雑貨屋でストールをバッグに入れたところを警備員に声をかけられました。

　2度目の事件ですが，母は何度かそのお店で万引きをしていたようで，事件当日は店内に来た際に警備員が防犯カメラでチェックし，後をつけていたと聞いています。

　母は，パートタイムでスーパーに勤務し，現在まで勤続20年で月7万円程度の収入がありました。母の夫は公務員で安定した収入がありましたが，生活の足しになればと働き始めたのだと思います。

　母は日本に来日したころからパチンコに出かけていましたが，徐々に頻度が増え，2度目の実刑を受ける前まで，パチンコに家計のお金を使い尽くしてしまうほど依存していました。いま思えば，パチンコは趣味というよりも，ギャンブル依存症と呼ぶべき症状であり，それはクレプトマニアとも深くつながっていたのだと思います。

父母の離婚

　1度目の刑期中，夫（父）は妻（母）に内緒で離婚届を提出し，本人（母）の知らぬ間に離婚が成立していました。離婚はしたものの1度目の刑期の後は再度夫と生活を始め，「同居人」として暮らしていました。1度目の刑期中，父は二度と母とは会わない，一緒にも暮らさないと言っていましたが，刑期満了した母を連れて次女が家に帰った際，涙を流しながら家に

迎え入れていました。

　その後2度目に起訴される前までは，2人で出かけたり，家で2人で晩酌したりと普通の日常を過ごしていました。しかしながら，2度目の刑期後は一切連絡をとることはなく，私たち娘2人にも「お母さんのことは放っておきなさい」と言い，母の生活費も出さずかかわりをもたないようになりました。

　長女が「クレプトマニア」という病気をインターネットで調べ，母に受診を勧めたのは2度目の刑期後でした。母には夫に縁切りをされたショックや怒りとともに，クレプトマニアという事実を受け入れ，治療しなければならない現実がありました。

　現在，母は娘2人と同居していますが，過去に起こした事件2件について起訴され勾留されています。

出かけるときの注意事項

　クレプトマニアという診断を受けてからの母は，次の3点を守って生活していました。
①買い物に行くときはメモをすること，そしてレシートを必ずもらい，買ってきた物とレシートを照らし合わせて確認
②外出するときのバッグはチャックの付いた小さい肩かけバッグ
③外出の際は必ず竹村先生の「お守り」を持ち歩き，外出中に不安になったり気持ちが不安定になったら娘に電話
　この3点と意思表明が書かれた紙を「ママが出かけるときの注意」として玄関に貼り，毎日外出するときに目につくようにしました。この予防策は，聞いただけでは忘れがちなものを目から毎日頭にインプットすることができて，少しだけ気持ちの面で効果があったように思われます。
　というのも，この注意事項を玄関に貼りだす前までは，万引きしたものと思わしきものについて「これ買ったの？」と聞いても「ずっと昔に買ったもの」「知らない，捨てればいいじゃない」というようなことを言っていましたし，実際に万引きしたと思われるものが家のどこかに隠されていることがありました。この注意書きを貼り出したことで，朝，娘2人が出

勤する際に「今日も盗らない一日」を送ろうねという共通意識を確認し合うことができました。

また，KAミーティングにできるだけ毎週参加することを約束として，行きと帰りは娘2人のどちらかが必ず迎えにいくことで，母の不安も少しだけ和らいだのではないかと思います。

万引きで入院するか？

3度目の起訴となったとき，家族としてこうなる前にもっとこうしておけばよかったということがありました。それは，赤城高原ホスピタルへの入院を強く勧めるべきだったということです。

受診の際に先生に入院を勧められていたにもかかわらず，「母の気持ち」が入院に意欲的ではなく，仕事で休暇をとれないという理由もあり，「もう少し待ってみようか」と思ってしまったことが最大のミスだったと思います。先生は「病気を治療する専門の医師」であり，もしもこれが「がん」の治療だったら真っ先に入院をするはずなのに，どうして入院の勧めを先延ばしにしてしまったのか，命にかかわる病気であるかないかという問題ではないことに，今さらながらあらためて気がつきました。

本当に大切にしなければならなかったのは，母が「スリップ」しないでクレプトマニアを克服することです。それなのに日常生活を言い訳にして，考えることを後回しにしていたのかもしれません。クレプトマニアを克服することは，難しいことだと思います。

ただ，いまだその病気だと分からず万引きを繰り返している方とその家族のことを考えると，母がクレプトマニアであるということが分かったこと自体が奇跡の出来事でした。難しい病気でも克服している方が実際にいるのですから，母がその一人になることができれば，こんなに幸せなことはないでしょう。私たち娘2人は，いつか母がクレプトマニアを克服することを目標に，克服できる道筋を母と一緒にもっと話さなくてはならなかったのだと思います。

そして判決

　3度目の実刑を受けることになるであろうと悟った母は毎日私たち娘に手紙を書き，これまでの毎日の気持ちを日記に書き，決して消えることのない不安と後悔を抱いて裁判の日を迎えようとしていました。

　法は，クレプトマニアという病気をもつ本人にもその家族にも容赦なく裁きを与えます。後悔が生まれる前に，どうして万全の対策ができなかったのか，このような状況になって切に思います。

　結局，母は1年8か月の実刑判決を受け，服役をすることとなりました。この判決は「常習窃盗」のなかでも最も短い服役期間となります。裁判では，これまでの窃盗はクレプトマニアによるものであること，家族のサポートのもとこの病を治したいこと，治すために計画的に入院をすることなど，1，2度目の裁判ではほとんどふれられなかった「クレプトマニア」に焦点が置かれた内容で裁判が進みました。

　裁判の最後には，裁判官より「娘さんのためにもその病気を必ず治してください」という言葉があったことが印象に残っています。服役中，母とは手紙のやり取りをしていました。刑務所では，窃盗を繰り返さないような教育があったこともあり，クレプトマニアを治したい気持ちが強くなったことが何度も書かれていました。そして満期の7か月前，異例の仮釈放となりました。仮釈放後すぐに，京橋メンタルクリニックを受診し，入院の手続きをしました。

家族もまた当時者

　現在，母は入院中で，院内ミーティングだけでなく，院外の群馬KAミーティングにも参加し，退院した同じクレプトマニアの方と話す「プライベート・メッセージ」も受けています。母は，その日の出来事やミーティングで感じた気持ちを毎日LINEで報告してくれます。絶対治したい，もう刑務所には行きたくない，父との生活がつらかった，これからどのようにクレプトマニアと向き合うかなど，心のどこかで引っかかっていたことや，心のなかにある想いを書いて記録しています。

3度目の起訴があるまで，母は自分が「クレプトマニア」であることを認めたくなかったと思います。でも今は，入院中のミーティングや同じクレプトマニアの仲間とのかかわりのなかで，病気の難しさと向き合い苦しみながらも「盗らない一日」を積み重ねることを実践しています。

クレプトマニアだと認め，正しい治療を始めたことで，母の行動や考えは，娘たちから見ても驚くほど変わりました。しかし，毎日の「出かけるときの注意事項」を守れない日がいつかまたあるかもしれない。買ったもののチェック，毎日の会話，「スリップしない」「盗らない一日」の積み重ねは，本人だけでなく家族も努力しなければなりません。

クレプトマニアは本当に難しい病気です。「ママ，クレプトマニア，もう治ったね」と言える日が近いのか遠いのか，誰にも分かりません。それでも，母がクレプトマニアを治したいという気持ちをもち続けられるように寄り添い克服できる道を一緒に歩くこと，常に最善の選択ができるよう考え話し合うことを続けていきます。

「家族もまた当事者」

母の回復が私たちの幸せの希望になることを信じています。

家族としてできること

南川浩（仮名・男性・55歳）

司法との出合い

「万引きをしてしまった」

始まりは妻からの電話でした。

つい，出来心でやってしまった，そう思いました。また「万引き」なんて大した罪でもない，とも思いました。私にとって，法律に触れる，警察のご厄介になる，なんて道路交通法くらいのもので（道路交通法も大切な法律ですが……），そのほかのことは別世界の話でした。

しかし，それは何度も何度も繰り返されたのです。スーパーに迎えに行き，頭を下げ，罰金を払うこととなります。繰り返すうちに，「裁判」という，それこそ未知なる世界に放り込まれることとなってしまいました。

裁判なんて身近にはテレビのドラマ以外にありません。弁護士はどうすればよいのか？　国選弁護人でよいのか，私選弁護人じゃないとだめなのか？　全く分かりません。何も判断できませんでした。誰が弁護人になっても，裁判の結果は変わらず，執行猶予付きになるんじゃないのか，と安易な考えも浮かんだりしたのです。

妻の職場の関係に「法律相談」の場があることを知り，相談をすることにしました。当日の担当の方は，東京の弁護士先生でした。今どのような状況となっているのか，事情を細かく聞いてくださいました。幸運にも刑事関係の弁護士先生だったので，いろいろなことを聞かせていただきました。信頼できる方だと思いましたので，裁判の弁護人をお願いしたところ，快くお引き受けくださいました。

弁護士先生は「お金がないわけではないのに，盗ってしまう。何度も罰

金を払っていて割に合わないと知りながら，また盗ってしまう。それは病気としか考えられない」とおっしゃいました。

医療との出合い

そこから関西に住む私たちとの打合せがスタートしました。毎週のように先生が名古屋まで来てくださり打合せをしました。あるとき，先生から「群馬県にいい病院を見つけた。きっと関西地区にも同様の病院があるはずだ。探してみる」とお聞きし待っておりました。

しばらくして，「いろいろと探してみたが関西にはない。ただ，毎週金曜日には東京でその先生の診察が受けられる。予約をしたので，電話を入れなさい」と連絡をいただきました。連絡をとり，診察を受けることとなりました。竹村道夫先生とやっとつながることができたのです。

そして「窃盗癖」であること，同じ悩みをもつ人がたくさんいることを知ることができました。ここでやっと進むべき道が見えて，ほっとすることができました。もちろん裁判に対しての不安や，執行猶予が付かない実刑判決への恐怖は消し去ることはできませんでしたが，自分たちはどうなってしまうんだろうという不安はなくなり，落ち着くことはできました。

隔週で診察を受け，弁護士先生と裁判に向けての打合せが続きました。診察とは別に自助グループのミーティングにも参加することとなります。この参加が本人にとって，かなりの心の支えになっていると感じました。自分一人ではなく，同じ悩みをもつ人がこんなにたくさんいる，それが不安を和らげ，励みにもなっていると感じました。

裁判当日

打合せも進み，裁判の準備も整ってきた頃，越えなければならない一つの山がありました。私たちには3人の子どもがおります。裁判を受けるにあたり，子どもたちに事実を伝えなければなりません。自分の親が窃盗罪で裁判を受けるということが，どれほどの衝撃であるか計りしれません。しかし，そのことをあとで他人から聞くことのほうが衝撃は大きいのではないか。やはり伝えるべきだ，と考えました。

家族会議を開き，事実を伝えました。妻が万引きを繰り返したこと，罰金が重なりついに裁判を受けること，しかし病気がそれをさせているということを伝えました。そして，俺は離婚など全く考えていないこと，俺ができることをやって守るということ，そして全く恥じることなく，胸を張って生きていけばよいということも伝えました。

　それらの言葉は子どもたちにとって，どんなに重く，どんなにつらい内容であったか。しかし子どもたちは受け止めてくれました。

　裁判当日，食べる物が喉を通りません。その日まで，何度となくお腹の中に大きな石を抱いているかのごとき苦しさを感じながら頑張ってきました。しかし，当日は比べものにならない緊張感が全身を包みます。私も証人として発言をする予定であり，予想外の質問にとまどったりしないだろうか，弁護士先生と打ち合わせたようにうまく言えるだろうかとドキドキしながら臨みました。

　妻も私もほぼ打ち合せた内容での発言ができたように思います。何度となく打合せをしていただいたことに感謝しております。そしてまた，結果が出るまでの間，大変な思いで過ごすのかなと思いきや，当日その場で言い渡されました。執行猶予が付きました。何とか，首の皮一枚つながりました。支えていただいた方々に感謝です。

　執行猶予が付いたということで，とりあえずよかったわけですが，本当に大変なのは，ここからなのです。病気が回復したわけではなく，またまた再発してしまうことの危険性は何一つ変わってないのです。自身でのコントロールが効かないこの病気とどう付き合っていくのか，難しい問題です。

家族にできることは何か

　そこで考えます。私にできることは何なのか。可能な限り，一人の外出はさせない。月に一度竹村道夫先生の診察を受けるために東京まで同行する。これは，妻自身を守ること，家族を守ることが主目的ではありますが，私自身が後悔しないのも目的の一つです。

　月に一度，木曜日の夜に車で出発，深夜まで走り途中車中泊，金曜日に

診察を受けホテル泊，土曜日夕方に自助グループミーティングに参加し，深夜まで走り車中泊，日曜日に帰宅となります。会社には詳細は伝えておりませんが，妻の通院ということで理解を得られています。運転距離は往復で約千キロになり疲れもありますが，本来車好き，運転好きな私にとってはさほど苦難ではありません。むしろ楽しさもあります。

　一人で出かけさせない，外出は常に誰かとともに。これに関しては，「監視」という意味合いが含まれます。自身でコントロールできないのですから，誰かがコントロールする必要があり，それがないと非常に危ない状況であるといえます。

　スーパーへの買物には常に2人で行くようにしています。周りからは，いつも2人で行動している仲よし夫婦のように見えているかもしれません。しかし現実はそれだけではないのです。そしてその「監視」というものが妻にとって非常に窮屈なものであり，ときにそのことでけんかのようになったこともありました。しかし，それ以外できることがないのです。

　この病気に完治はないといわれています。また，回復したと見える人も，また失敗をしてしまうことが現実としてあります。もっと社会にこの病気のことが認知されることを望みます。こんな私でもできることがあれば実行したいと考えます。この体験記がそれにわずかでもつながれば幸いです。

　最後に，現在の気持ちを記します。

　この状況は喜ばしいことではなく，かなりの努力も要します。しかし，不幸ではありません。今日も妻とともに暮らせることを心から感謝しています。

私が娘を治してみせる

佐藤和子（仮名・女性）

娘の万引き

「娘が万引き……」

頭が真っ白になり，震える手で車を走らせ警察署に向かったあの日から
すでに8年が経とうとしています。

当時の娘はまさに思春期真っ只中で自由気ままの毎日。私にはその姿が
どうにも危なっかしく見えて，事あるごとに「娘をしっかりした子にしな
ければ。それが親としての責任なのだ」とばかりに口うるさく干渉してい
ました。

いつしか娘は私とは目を合わせようともしなくなり，ほとんど口をきか
なくなっていました。

そしてあの日……。

警察に引取りに行き，涙を流して頭を下げ続けている私の前で，娘はた
だだだ冷めた目で私を見ているだけでした。その後主人も駆けつけ，娘と
3人で被害店へ行き，私たちは土下座して謝罪しました。親の謝罪してい
る姿を見て少しでも罪の意識を感じ，深く反省してくれることを願っての
ことでしたが，そんな親心に反して，娘の態度からは反省どころか投げや
りな様子しか感じられませんでした。

帰宅後娘と何時間も話をしました。

といってもほとんど私たちがしゃべっているだけで娘はうつむいて黙っ
ているだけ，そして「もうしないから……これでいいでしょ！」とうるさ
そうに言うだけ。私たちの言葉は何一つ娘の心に届かなくなっているのが
分かりました。娘も私たちに心の内を語ってはくれませんでした。娘のし

たことの恐ろしさ以上に，娘が今何を考えているのか全く分からないことのほうがとても怖くて不安でした。ショックを受けながらも落ち着いて対処しようとしてくれている主人の傍らで，私は娘を抱きしめることも強くしかることもできず，ただ涙を流しているだけでした。

掛け違ったボタン

いつから私たち親子は，こんなにすれ違ってしまったのだろう……。

仕事に夢中で寂しい思いをたくさんさせたこと，親の事情で振り回してしまったこと，娘の気持ちより親の気持ちを押しつけてきたこと，ありのままの娘のよさを分かろうとしてこなかったこと……。数え上げればきりがありません。自分の子育てのすべてがいけなかったように思われました。

日増しに募る罪悪感と不安。寝ても覚めても娘のことで頭がいっぱいで何も手につきません。電話が鳴ると「また警察からじゃないか」とおびえ，夜は自然と涙が流れ，消えてなくなりたい衝動にかられました。

反面「こんなことばかりしていても始まらない」とばかりに，猛烈な勢いで関連本を読みあさったり，インターネットで調べたりしました。というのも，そのころ娘は万引きの問題と同時に摂食の問題も抱えていましたので，「何とか早く娘を治さなければ」と躍起になっていたのです。今思えば娘のためというより自分の罪悪感を減らしたい，不安から解放されたいためだったと思います。

いろいろ調べていくうちに赤城高原ホスピタルのホームページにたどり着きました。院長の竹村先生の解説文を読んで，娘の万引きも摂食の問題もつながっているのではないかと気づきました。さらにその根底に家族の問題が隠れていることも……。「ここなら娘を治してくれる」と藁にもすがる思いで，私は赤城高原ホスピタルに向かいました。

赤城高原ホスピタルとの出会い

病院にやっとの思いでたどり着くと「家族会」に出るように促され，とまどいながらも参加しました。すると，そこには大勢の家族の方が机を丸く囲んで，家族のさまざまな問題を打ち明け合っている光景がありました。

みな話し手の話をじっと耳を澄ませて聞いています。そして，また次の方の思いを聞き合う「言いっぱなし，聞きっぱなしのミーティング」。いつしか私は周りの方の話が，まるで自分のことのように思えて涙が込み上げました。

そして自分の番になると，今まで決して誰にも言えなかった苦しい思いが堰を切ったように溢れ出しました。家族会終了後に，何人かのご家族の方が私に「遠方からよくここまで来たね」「家族が変われば本人も良くなるからね，大丈夫だよ」と声をかけてくださいました。その温かい言葉にどれほど励まされたかしれません。

一番大きかったのはメッセンジャーの方の話でした。現在回復し，摂食障害や窃盗癖などのアディクションがとまっているという先行く人の話は，私にとってまさに希望の光でした。

「娘もそうなってくれたらどんなにいいだろう……」

その日から「娘の赤城への入院治療」が最大の目標となりました。

無理矢理な入院

それから私は毎週ひたすら家族会に通い続けました。「私が変われば娘も治る，私が娘を治してみせる」と必死でした。仕事を休むリスクも，遠方から通う時間やお金のリスクも全く気にならないほど必死でした。そして家族会から帰ってくるたびに，主人や娘にさまざまな事例をあげて，赤城での学びを熱く語りました。

しかし娘からは「勝手に私のことをいろいろ決めつけないでよ，うざい」と冷ややかに言い放たれ，主人からも「一人で焦りすぎだし，突っ走ってる感じがしてついて行けないよ」と言われる始末。今思えば本当に空回りしていたのだと思います。家族会で学びながらも「家族が変わる」という本質が少しも理解できていなかったのです。後に家族会に参加した主人のほうが早く理解したくらいです。

そうこうしているうちに娘は再度万引き……。私は「このとき」とばかりに娘に赤城への入院を勧めました。当時娘は夢をかなえるべく意気揚々と専門学校に通っていたので，この再犯を機に，専門学校を続ける条件と

して,「一時休学し赤城に入院して治療に専念する約束」を提示したのです。学校を続けるために娘は渋々この条件を受け入れ入院しました。

　4か月間の半ば強制的な入院生活。本人にとって不本意でたまらなかったことでしょう。しかし文句も言わず逃げもせず入院生活を送り退院しました。が，結局あっという間のスリップ。「入院すれば回復できる」という私の愚かな望みはあっさりと打ち砕かれました。いまさらながら家族会で「家族がいくら困っていても本人が困らなくちゃどうにもならないのよねえ」と言ったワーカーの言葉が思い出されました。

　「形だけ入院したってだめなんだ。自分から治りたいと強く思わないとだめなんだ。親ばかり必死になったってだめなんだ。すべては本人しだいなんだ」と思い知らされました。

娘の結婚，子どももできて……

　私の絶望感はしだいに「娘がとことん困るまで仕方ない」というあきらめにも似た気持ちになりました。必死で通い続けていた家族会もしだいに足が遠のきました。心身ともに疲れ切っていました。

　また，娘にあまりいろいろ言わなくなりました。代わりに娘のストレスにならないよう「ものわかりのよい親」でようとしました。それが自分の罪滅ぼしのような気がしたのです。親としての自信もなくしていました。この頃の私たちは表面上では仲よし親子のようでいて，お互いどこか腹の底を探り合っているような関係でした。

　その後も娘は忘れたころにスリップをしては慌ててKAや院長の診察に行ったりするものの，しばらくすると学校の授業や仕事を言い訳に足が遠のき，再び……，というようなことを繰り返していました。が，幸か不幸か多少なり治療につながっていたために警察や検察でも寛大な処分で済んでおり，その後結婚し，子どもまで授かることができました。

　「自分は今とても幸せで充実している。夫はありのままの自分をすごく大事にしてくれる。かわいい子どももできた。食べ吐きもずっととまっている。だから大丈夫！！」

　娘の満ち足りた表情とその言葉に私たちはいつしか病気への不安が減っ

ていき，「もしかしたらKAや院長のところに行かなくてもこの安心した生活こそが回復につながっているのでは……」と思うようになっていました。結婚・出産をきっかけに娘との関係も良好になってきたことも「大丈夫」の材料になっていたのだと思います。

けれど結局スリップ……。

そして，今

娘はもちろん私たちもなんて甘くて愚かだったのでしょう。クレプトマニアは自分の力ではどうにもならないくらい恐ろしくて根深い病だとあれほど勉強して分かっていたはずなのに，「喉もと過ぎれば熱さ忘れる」私たちでした。

このときを境に，娘は「自分はやはりどうにもならない《病気》だ。今までは治療に前向きになれなかった。でもこれからはクレプトマニアをやめるためなら何でもする。絶対回復したい。クレプトマニアでこの幸せを手放したくない」と自ら進んでKAと院長診察に毎週欠かさず通うようになりました。

私自身もこれを機に，地元にKAの家族会を立ち上げ，仲間とともに励まし合いながら「家族はどうあったらよいか」を学ばせていただいております。

娘も私たちも，何年もかけてようやく回復のスタートラインに立てました。娘とは日常の話はもちろん，クレプトマニアの話もオープンにできる風通しのよい関係になれてきているなあと思います。長い年月をかけて掛け違ったボタンを一つひとつかけ直してここまで来たのだなあと思うとありがたくてたまりません。

しかし，生きている限りクレプトマニアの問題も親子関係の問題もゴールはありません。クレプトマニアはちょっとした心の隙をついてくる恐ろしい病です。明日のことはだれにも分かりませんし，絶対大丈夫もありません。娘との関係も気を緩めると，すぐボタンを掛け違えてしまう私です。だからこそ，治療も家族会も「やり続ける・学び続ける」しかないなあと思います。

「過ぎ去った日のことは悔いず，先のことを思い煩わず，今日一日無事に終わることに感謝しつつ，今できることを精いっぱいやる」

そう自分に言い聞かせながら……。

第 **2** 章

回復に向けて

医療の立場から

竹村道夫

1 治療施設，紹介経路，自助グループ

　特定医療法人群馬会赤城高原ホスピタル（以下，当院）は，日本のほぼ中央，群馬県渋川市に1990（平成2）年に開院されたアルコール・薬物依存症専門病院で，病床は現在111床である。当院では，物質使用障害に関連した精神障害や家族問題などを広く総合的に治療している。ほかの物質使用障害専門医療施設と比較すると，女性患者の受診が多く，2010（平成22）年以降では，入院患者のほぼ半数が女性である。当院入院女性患者のほぼ半数が，摂食障害を合併しており，その大部分が過食症である。

　摂食障害に窃盗癖を合併しやすいことは，専門医にとっては周知の事実である。当院の場合，入院中の過食症患者の約3分の1に窃盗癖があるため，これに対処することから，1990年代後半に常習窃盗者とのかかわりが始まった。その治療経験を2000（平成12）年に当院のホームページに掲載したところ，日本全国の窃盗癖患者，その家族や医療機関，弁護士などからの問合せが増えた。

　筆者は，当院の開院時以来，院長職にあるが，現在，毎週金曜日には，都内の精神科診療所で外来診療を行っている。その京橋メンタルクリニック（東京都中央区）は，東京駅から徒歩5分の場所にある。筆者は，金曜日の診療を一人で担当している。現在では，金曜日が窃盗症専門外来の日となっている。なお，ほかの曜日は，一般の精神科診療をしている。

　全国的に，万引き・窃盗癖患者を受け入れて治療する施設がほとんどない状況で，両施設では窃盗癖患者の受診が急速に増えつつある。一方，治療脱落者の再犯と再受診が多くなり，受診者が増える一方で，2016（平成28）年頃には，窃盗症専門外来の診療がパンク状態になったため，2017（平成29）年3月から数か月，専門外来の新患受付を完全に中止した。その後は，許容能力を考慮しつつ，自由診療形式で，少数の新患受付を再

開している。

　窃盗癖患者症例数の増加とともに，当初，摂食障害患者の窃盗癖治療からスタートした私たちの診療は，現在では完全に逆転して，窃盗癖患者の合併精神障害を治療する状況に変わっている。当院を受診する常習窃盗患者の範囲の広がりに反比例して，窃盗癖受診患者に占める摂食障害の合併率は，徐々に低下しつつある。当初は，女性窃盗癖患者の7割程度が摂食障害を合併していたが，現在は，常習窃盗で受診する女性患者の摂食障害合併率は半数以下である。とはいえ，現在でもなお摂食障害合併患者は，窃盗癖患者のなかの最大グループである。当院入院中の女性窃盗症患者に限っていえば，摂食障害合併率は半数を超えている。後述するように，摂食障害者の常習万引きは，窃盗症の中核群である，と私たちは考えている。

　常習窃盗は，精神医学的には，行動嗜癖の一つとみなされるが，嗜癖対象である窃盗行為そのものは，社会的には犯罪行為でもあるので，常習窃盗は，医療的対応と司法的対応が交差する領域に存在する問題である。私たちの医療施設における常習窃盗への治療が，マスメディアの報道や弁護士ネットワークなどを通じて，医療業界以上に司法業界で知られるようになり，近年では，弁護士グループや矯正施設のスタッフによる当院への見学・研修依頼も増えてきた。その結果，現在では，常習窃盗患者の紹介経路としては，医療関係ルート以上に，弁護士，警察官，検察官，保護監察官，刑務官，ときには裁判官など，司法業界ルートからの紹介が多くなってきた。

　両施設における窃盗癖の治療は，基本的には嗜癖治療アプローチである。治療は，自助グループ（クレプトマニアクス・アノニマス，略称KA）が機能しはじめてからようやく軌道に乗ってきた。私たちの窃盗癖治療の展開と経過については，ほかの文献[1,2]で報告した。

　当院とその関連医療施設，京橋メンタルクリニックでは，常習窃盗症例の登録システムを構築しており，両医療施設で私たちが診療し，あるいは

1)　竹村道夫「万引・盗癖の自助グループについて」『アディクションと家族』Vol.23, No.3, pp.238-243, 2006.
2)　清水裕美・齊藤麻里子・松本功・村山昌暢・竹村道夫「精神科医療機関を受診した常習的窃盗患者群の報告」『アディクションと家族』Vol.26, No.4, pp.325-332, 2010.

相談にかかわった症例は，2008（平成20）年1月から2017（平成29）年末の10年間で1700例に達した。この分野の治療者は少ないので，これは世界的にも稀有な臨床体験である。ただし，受診した常習窃盗症例の全例が窃盗症と診断されるとは限らない。

2　受診患者層の特徴

　本節で検討する患者群は，精神科治療施設である当院と関連医療施設を訪れた患者なので，社会に存在する常習的窃盗犯の全体像ではない。常習窃盗行為は犯罪と精神症状としての両方の特徴をもっており，その混合の程度はさまざまである。そのうち比較的病的特徴が強い患者層の一部のみが精神科医療施設を受診しているといえる。例えば，私たちが治療する常習窃盗者は，ほぼ全員が単独犯である。窃盗の手口としては9割以上が万引き常習犯であり，しかも1回の被害額が数千円以内の例がほとんどである。しかし，少数ながら，万引き以外の窃盗や関連犯罪もある。置き引き，占有離脱物横領（放置自転車窃盗），職場の盗み，家庭や親族内での盗みなどである。稀に，侵入犯や詐欺などもみられる。主たる手口が万引きで，ほかの経済犯罪を合併する例もある。

　両治療施設受診患者群には，反社会的集団所属者や職業的犯罪者，青少年非行グループは含まれていない。これらのグループには司法的対応が優先されるからである。

　また，知的障害者や認知症患者もあまりいない。これは，主として以下のような理由のためである。①診療圏が異なる。②これらの患者では，常習窃盗行為が患者の主症状というより，病的行動の一部に過ぎないことが多い。③当院での窃盗症治療は言語的対応が中心なので，知的障害者になじまず，治療効果が期待できないので，相談の段階で当院の方から紹介をお断りすることが多い。

　常習窃盗の診療では，常に，「犯罪行為か精神症状か」という命題に直面させられる。私たちは，原則的には，窃盗症（病的窃盗）患者の心神耗弱を認めず，責任能力を認める立場であり，その点では精神障害か犯罪かという二者択一説には立っていない。逆に，明らかな犯罪者でも医療的配

慮が必要な患者は多いので，真摯に回復の手立てを求める人には可能な範囲内で医学的援助をすべきだ，と思っている。

　司法業界ルートを通じて，当院に紹介される患者群では，合併精神障害よりも犯罪行為のほうが目立つ症例が比較的多い。そのなかには，一般精神科診療では遭遇することが少ない，犯罪性向の顕著な症例もみられる。例えば，侵入盗常習者，ロッカー荒らし常習者，下着泥棒常習者，常習スリ犯などである。そのような犯罪者では，当然，窃盗症の診断基準には該当しないことが多いが，当人の苦痛が強く，更生治療意欲があれば，治療は可能である。治療に協力的，積極的な患者では更生の可能性は高く，めざましい回復をしている方がいる。

　私たちは，摂食障害患者の万引き問題にかかわることから治療に取り組むことになり，その後対象を常習窃盗全般に広げつつ現在に至っている。常習窃盗者の合併精神障害としては，摂食障害以外では，物質関連障害および嗜癖性障害群，気分障害，不安障害（とくに強迫性障害），パーソナリティ障害，ためこみ症，自閉症スペクトラム，注意欠如・多動症などがみられた[3]。人格変化を初期症状とし，病初期には記憶障害が目立たない前頭側頭型認知症（ピック病を含む）にも注意が必要である。

3　DSM-5の窃盗症診断基準と有病率

　窃盗症診断基準の問題点については，序章で解説した。臨床的に遭遇することが多い常習万引きに関していえば，DSM-5（2013年）は，万引きで逮捕される人の4〜24％に窃盗症がみられるという数値をあげている。DSM-5による窃盗症の診断基準を厳格に適用すると，窃盗症患者は，節約意識をもたず，個人的に使用しない商品ばかりを万引きすることになるが，そのような人がこれだけ存在するとはとうてい思われない。DSM-IVからDSM-5への改訂に際して，窃盗症の有病率の認識には大きな変化があった。具体的には，DSM-5では，一般人口中の窃盗症有病率が，0.3〜0.6％とされており，これはギャンブル障害（Gambling Disorder）の

3）　清水裕美・齊藤麻里子・松本功・村山昌暢・竹村道夫「常習的窃盗患者群の分類」『アディクションと家族』Vol.27, No.2, pp.133-138, 2010.

生涯有病率0.4～1.0％にも匹敵するほどの高率である。

　私たちは，上記の有病率から考えても，窃盗症の診断基準を広義に解釈すべきであると主張している。

4　患者自身の認識と説明

　経験的に，多くの窃盗症患者は，自分が毎回反省しながらもなぜ窃盗を繰り返すのか，明解に説明できない。だから，被疑者が取調べ段階で，万引きした商品について，食品は，自分が食べ，家族に食べさせるつもりであったとか，生活用品は，家庭で使用するつもりであったとか，話したとしても，それは単にその商品の一般的な使用法を自己の状況に合わせて述べているに過ぎない。さらに，ほかの出費予定がありお金を払いたくなかった，などという供述も，購入と窃盗の概念の違いを自己状況に合わせて周りの人に理解可能なように述べたのに過ぎない。

　例えば，筆者の症例のなかには，スーパーマーケットで盗んだ商品を店外のゴミ箱に投げ捨てて次の店に盗みに入った患者がいたが，そのような病的窃盗の患者でも，窃盗の対象は，食品や生活用品だった。そして，そのとき以外の多くの場合には，盗んだ食品を食べ，盗んだ生活用品を使用していた。そして，警察での尋問に対しては，盗んだ理由について，お金を払うのが惜しかったから，と供述していた。

　別の中年女性は，窃盗症の治療のために当院に入院中に隣の患者の洗剤や歯磨きチューブやお菓子を盗み，閉鎖病棟に入れられた。しかし，その中でも，看護の目から隠れて，病院のタオルやトイレットペーパーなど必要のない物品を盗ったり，自分用に隠したりするほどに病的だったが，入院前には，食べ物や生活用品を盗んで，食べたり，家族に食べさせたり，使ったりしていた。

　さらに，筆者が担当した窃盗症患者のうち，6人は現役医師だが，窃盗の手口は，万引きのほか，同僚の現金であった。当人による盗んだ理由の説明は，多くの場合，その商品や現金が，単純に「欲しかった」という趣旨だった。

5 窃盗症の進行経過について

　窃盗症は慢性疾患であり，嗜癖行動として進行，重症化するものである。窃盗行為は習慣化し，そればかりではなく，窃盗行為中の緊張感とスリル，そして窃盗成功時の安堵感，達成感，満足感，緊張からの解放感を何らかの快感として体験した患者は，次第にその行為にとりつかれ，窃盗行為は嗜癖化する。そして，ほかの嗜癖問題と同様に耐性が生じる。

　初めは，安価な食品の単発的万引きのような犯行でも，未治療のまま長期経過すると，窃盗症患者は窃盗行動に習熟し，犯行様式は大胆に，被害額は高額に，犯行の頻度は多くなる。窃盗衝動は強くなり，ついには一日の大半を窃盗に関連した思考や行動で費やすようになる。その犯行様式は，ときには狡猾な手段を用い，手慣れた常習犯の手練手管のように見えることがあるが，実のところ「習慣化された一連の手順」に過ぎない。病勢の赴くままにつくられた末期症状というべきである。

　窃盗行動は自動化し，罪悪感は消え，犯行は大胆になる。犯行技術が向上し，捕まりにくくなる。

6 摂食障害と窃盗症合併について

(1) 合併の心理機制，通説

　摂食障害に万引きが合併しやすいことは，専門家には広く知られている。なぜ摂食障害にこのように高率に万引きが合併するのか，そのメカニズムは，よく分かっていない。

　心理機制としては，衝動制御の障害に加えて，過食行動を自己弁護的に代償する行為，ある種の達成感を得るための行動，自己処罰（わざわざ捕まるように万引きすることすらある），親への反抗（親が呼び出され，面目がつぶれる）などがありえる。これらに加えて，飢餓状態における精神機能不全，しばしば合併する感情障害（うつ状態，軽躁状態，まれに躁状態），強迫症／強迫性障害，パーソナリティ障害，解離症状，使用薬物（処方薬，市販薬，乱用薬物）や飲酒の影響，思春期，青年期の衝動性，社会文化的背景などが複雑に絡み合っていると考えられる。また実際に過食用

の食品やダイエット薬などの出費が大きく，これを支払うことの心理的負担が大きいことも背景としてある。

(2) 合併の心理機制，竹村説（病的飢餓感，涸渇恐怖，ため込みマインド）

摂食障害と窃盗症の密接な関係について，筆者は次のように考えている。

過食，拒食を問わず，摂食障害患者は生理的には飢餓状態にある。摂食障害者の飢餓感は，いわば「物質的潤沢のなかでの飢餓」であり，病的心理である点で，現実の飢餓状態とは異なる。

「物質的潤沢のなかでの飢餓」は，「窮乏生活における飢餓」よりも強烈で制御困難である。現実の飢餓は，一定の食物摂取をすれば満たされるが，病的飢餓は満たされることがない。そればかりではなく，象徴的な意味では，多くの場合，摂食障害患者は心理的にも飢餓状態にある。「承認されること」に飢えているといえる。

患者は，はっきりとは意識していなくても，病的な飢餓状態にある。そして「病的飢餓感」の関連症状として「涸渇恐怖」が生じる。食べ物，生活用品，資金，自己に所属する物質や自己の人間的価値や評価がなくなる，減るということに対する異常な恐怖である。

これに対抗するために，ある意味では，涸渇恐怖の自己治療のために，ため込み行動が起こる。患者は，予備の食品や物品をため込み，「予備の予備」をため込む。実際，摂食障害患者は，食品，生活用品などを必要以上にため込むことが臨床的によくみられる。窃盗癖合併者では，特にため込み症状が目立つ。過食症だけではなく，拒食症患者でも窃盗癖合併者ではため込みが見られることが多い。

一部の人は行動化せずに「ため込みマインド」を抱えて生活している。日本の居住環境では，ス

ため込みの実例

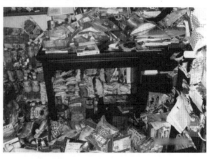

ペースが不十分なため，食品や生活用品のため込みを実行できない人もいる。そういう人でも，預金や現金なら，ため込むのにスペースは不要である。そこで多くの摂食障害患者は，際限なく金をため込みたい気持ちを抱えている。経済的に裕福でも，資金が減るのが怖いのである。

そして，商店でも，金を払わずに商品を入手したい，つまり盗みたい衝動に駆られる。両疾患の緊密な関係にはいろいろな要因があるが，「病的飢餓感」「涸渇恐怖」と「ため込みマインド」こそが両者をつなぐ主要な心理メカニズムであると筆者はみている。摂食障害患者の窃盗手口に関して，食品万引きが数量的には多いが，それは，窃盗衝動が現実の生活パターン（毎日，過食用の買い物が必要）と結びついた結果である。両疾患合併患者の多くは，「食品も物品も資金もため込みたい」から窃盗衝動が生じるのであって，過食代金節約のために盗むわけではない。この違いは，微妙ではあるが重要だ，と筆者は考えている。

(3) 摂食障害者けち説，食費節約説について

日本の摂食障害治療の開拓者として知られる故・下坂幸三氏[4]は，「神経性食欲不振症患者はけちである」と1961（昭和36）年の著作で述べている。これを拡大解釈して，「摂食障害患者はけちだから万引きをする」と解説する専門家がいる。竹村説は下坂説と似ているけれど少し違う。

摂食障害患者には，買い物依存症の合併が珍しくない。買い物依存症よりは少ないが，浪費癖を合併する患者もいる。浪費癖の患者は，買い物依存で買ったり，万引きでかき集めたりした商品を惜しげもなく友人や取り巻きの人に配る。友人や後輩を食事に招待し接待する。けちの買い物依存は考えにくいし，浪費癖となるとけちとは正反対の行動パターンである。買い物依存症や浪費癖は摂食障害者けち説からはとうてい説明できない。

ちなみに竹村説では，買い物依存症は，身辺に物品をため込み，浪費癖は，低い自己評価を補うために，虚飾や人気，そして見栄をため込む行動であると解釈できる。

---

4) 下坂幸三「青春期やせ症（神経性無食欲症）の精神医学的研究」『精神神経学雑誌』Vol.63, No.11, pp.1041-1082, 1961.

摂食障害患者の万引きや窃盗行為に関して，食費節約のためであるとして，アルコール依存症患者の酒盗みや薬物依存症患者の薬物盗み，あるいは空腹者の食品盗みと同等の行為だ，と解説する専門家もいる。表面的類似しかみていない本質を見失った解釈である。摂食障害者に合併した窃盗行為は，以下のような点で特異である。①摂食障害者の窃盗症合併率は，上記のほかの例と比べて圧倒的に高率である。②摂食障害者に高率にみられるため込み行為は，ほかの疾患や空腹者では一般にみられない。③両疾患合併者のなかには，窃盗症が摂食障害に先だって発症する例が20％程度ある。④過食タイプほどではないが，拒食タイプの摂食障害患者でも窃盗症合併率が健康者より高い。これらの事実は食費節約説では説明できない。窃盗症患者は，取調べ段階で問い詰められたり誘導されると，関係者から理解されやすい食費節約説を述べたり，自分でもそう思い込んでいたりするので注意が必要である。

(4)　非定型摂食障害について

　私たちは，性別，年齢にかかわらず，一般の窃盗症症例に異常な食習慣を見いだすことが多いことに気づいた。患者本人には摂食障害の認識がないが，非定型摂食障害（特定不能の摂食障害）に相当する食習慣があったり，摂食障害の既往歴があったりする例が多い。そのほかには，以下のような例がある。①明らかな摂食障害があるが，治療歴がない。②30％以上の体重の増減がある。③夜間の過食習慣がある。④1日1度しか食事しない。あとはお菓子をつまむだけ。⑤自発性の嘔吐習慣がある。⑥チューイング（噛み吐き）の習慣がある。⑦極端な偏食がある。⑦健康人や，回復期にある窃盗症患者が，ダイエット中に万引きする。

　このように，常習窃盗者は，摂食障害の診断基準に達しないレベルでも，食事と体重へのこだわりがあったり，隠れた空腹感，飢餓感をもっていたりすることが多い。

(5)　摂食障害合併症例は窃盗症の中核群

　私たちは，摂食障害患者にみられる常習万引きを窃盗症の代表で中核群

であるとみている。窃盗癖は衝動性障害として始まり，嗜癖問題として進行する，というのが筆者の説である。多くの嗜癖問題専門医が指摘するように，摂食障害も嗜癖行動としての性質をもっているので，摂食障害と窃盗癖は合併しやすい嗜癖問題の組み合わせだ，というのが私たちの基本的な考え方である。

7　常習窃盗の治療

(1)　常習窃盗への対応と治療，その概要

　私たちの窃盗癖治療は，純粋に臨床的な必要性から始まり，展開してきたので，輪郭が不明瞭で問題点が多い「窃盗症」の診断基準にはこだわらず，この項では，精神科臨床で遭遇することが多い常習窃盗患者全般への治療的対応について解説する。

　常習窃盗への対応にあたって，私たちは，アディクション・アプローチを基本方針とし，治療としては，個人精神療法のほか，教育的治療，自助グループ，家族療法，認知行動療法，対人関係療法，SST（ソーシャル・スキルズ・トレーニング）などの原理を応用している。このほか，後述するように，Eメール報告，返金作戦，プライベート・メッセージ，窃盗事犯の公判傍聴，留置場・拘置所の患者へのメッセージなど，試行錯誤を重ねつつ現在に至っている。

　私たちは，原則的には，窃盗症患者の心神耗弱を認めず，責任能力を認める立場である。治療的には，窃盗症を精神障害として扱う一方で，病気を犯罪行為の免罪符とはさせない。患者の犯罪歴を責めず，問題から目を背けず，回復しようとする努力を評価する。患者の自助努力と自浄作用を最大限に利用する。仲間，特に回復（途上）者との健康な人間関係を大量に埋め込む。個別患者に合った認知行動療法を心がける。治療資源を見つけ出し，使えるものは何でも使う。

　私たちの治療施設では，窃盗行為自体を主訴として受診する患者が多いが，これは特殊事情である。一般の精神科治療施設では，治療者が積極的に聞き出す意識をもたないと常習窃盗を見逃すことになる。私たちが診療した患者や家族たちの情報から推察するところでは，一般精神科医や心理

カウンセラーのほとんどは，摂食障害患者の窃盗問題を見逃しているように思われる。

次に，常習窃盗を道徳的問題や治療中のトラブルなどとみなすのではなく，治療によって回復すべき症状であると規定し，その認識を，患者と家族，そして担当医自身を含む治療チームで共有すべきである。

(2) 初診時や治療初期に，患者を必要以上に追求しない

私たちの常習窃盗症例のほとんどは，窃盗問題を主訴として受診した患者群である。そのような治療設定でさえ，患者たちは，治療初期には自分の前科前歴を言いたがらず，隠したり少なめに報告したりする。特に重症の窃盗癖患者は，1年以上も専門治療を受けた後に，やっと自分の窃盗癖の全貌を正直に主治医に報告することがある。このように，患者たちは窃盗犯罪を隠しがちで自主的には報告しない。

ときには，家族の報告する窃盗の回数と当人自身の報告する回数が大幅に違っていたりする。あるいは，発覚した窃盗がすべてであって，窃盗に成功したことがない，などと見え透いた嘘を言うことも少なくない。これらの事実や情報は，治療中に徐々に明らかになってくるので，初診時に追求して，治療関係を悪化させる必要はない。

同様に，窃盗犯行時の記憶があいまい，あるいはほとんど記憶がない，と主張する患者がいるが，これが事実であるかどうかも，初診時に追求することは得策ではない。実際には，「犯行時の記憶がない」と証言する患者は，単に思い出したくない，というだけのことが圧倒的に多いといえる。それ以外のアルコールや薬物の影響，解離性障害の合併ということもあるが，この場合には，窃盗行動以外のときも，アルコール問題や解離症状が存在するのが通例である。そのような嘘っぽい患者も，とりあえずは治療に導入し継続させることが重要である。

このような配慮をしても，治療継続を指示した患者の半数以上が，3か月以内に治療から脱落する。治療から脱落した窃盗症患者の再犯率は極めて高いので，脱落した患者の大部分は，再犯して検挙され，あるいは再犯して服役した後に，結局は治療に戻ってくるようである。

(3) 家族へのアプローチ

　常習窃盗は，家族にさえ隠されていることが少なくない。家族や親族の一部にしか窃盗問題が知られていないことが多い。例えば，主婦の万引き常習例では，過去に罰金を2回，執行猶予付き懲役刑を1回受けているのに，当人と実家の母以外誰もその事実を知らず，患者本人が窃盗再犯によって留置される事態になって初めて配偶者と子どもたちが当人の犯罪歴を知ることになった，というようなことがしばしばある。

　家族間の情報共有，家族と治療スタッフとの情報共有を心がけ，家族を治療に引き入れるべきである。可能であれば，常習窃盗本人の治療と並行して，あるいは本人の治療に先立って家族の相談を開始する。当院では，依存症患者の家族のための集団療法が週に4回ある。

(4) 返金作戦

　治療中，特に治療初期においては，窃盗再犯はまれではない。私たちは，最初から治療中の再犯がありうることを想定し，その対処を治療契約としている[5, 6, 8]。具体的には，治療開始後の窃盗（万引き）に関しては，主治医に対して正直な報告をし，返金と迷惑料の支払いをすることを治療継続の条件としている。この約束を文書による契約とし，これを病院専用の封筒に入れ，外出時に常時携帯させる。

　この返金作戦は，窃盗再犯時の治療からの脱落を予防するだけではなく，被害者，被害店への説明，謝罪，警察対応の際にも有効である。ところが，残念なことに，再犯する患者は，ふだんからこの契約書を所持していないことが多い。また，この契約書を所持していないときに再犯する。この事実から，証明書には患者に病識をもたせる効果もあると考えている。

(5) 自助グループ

　私たちは，自助グループ活動と，回復（途上）者によるメッセージを，

5) 河村重実著，竹村道夫監『彼女たちはなぜ万引がやめられないのか？　窃盗癖という病』飛鳥新社，2013.
6) 竹村道夫「盗癖の治療最前線と刑事弁護」『季刊刑事弁護』No.64, pp.48-52, 2010.
8) 竹村道夫「窃盗症の概念と治療」『BRAIN and NERVE』Vol.68, No.10, pp.1177-1186, 2016.

治療の中心に置いている。自助グループに関しては，2017（平成29）年末現在，KA（クレプトマニアクス・アノニマス）という自助グループが，日本各地，20か所以上の地域で設立されている。

これは，AA（アルコホリクス・アノニマス）というアルコール依存症者の自助グループにならって，回復の指針として，12ステップを用いる常習窃盗者の自助グループである。外来通院患者には，自助グループ，KAや後述する院内治療グループMTM（万引き・盗癖ミーティング）に出席することを強く勧めている。理由なく，出席を怠る患者は，治療継続を中止することがある。

⑹ プライベート・メッセージ

当院には，自分の状況を正直に話せるようになった常習窃盗患者が，初診患者や治療開始直後の常習窃盗患者や家族に対し，匿名のまま，自分の犯罪歴，現病歴，治療体験や，司法状況，気持ちなどを話す，プライベート・メッセージ（以下，PM）と呼ばれる治療プログラムがある。通常，1回のPMは40分である。

初診患者と家族にとって，窃盗症は特別に恥の意識と結びつきやすい。患者は，自分のような卑劣な人間はこの世にいない，と思っていることがある。そこで，先行く仲間からの正直な体験談に，彼らは衝撃を受ける。当院では，多数の窃盗症患者が入院，通院中なので，初診患者と似た境遇の回復（途上）者を用意できる。治療開始直後の患者には，多数のPMを受けることを奨励しており，入院患者では，入院1か月以内に10人以上のPMを受けるように指導している。20人以上のPMを受けたら，自分自身が話し手になるように勧めている。

⑺ Eメール報告

Eメール使用が可能な患者は，筆者あてに，種々の報告をすることを奨励している。大部分の患者は，自助グループ参加時や，PMの聴き手・話し手となった体験をEメールで報告してくる。

(8) 司法との協力

起訴前捜査中，あるいは起訴後の略式命令待ち，裁判進行中など，司法判断待ちの期間は，最適の治療チャンスである。この機を逃さず，治療につなぐべきだ。これには，常習窃盗治療に詳しい弁護士との協力が必要である[5, 6]。

(9) 窃盗事件公判傍聴

窃盗事件公判は貴重な社会資源である。私たちは，窃盗症患者や家族に，地方裁判所，高等裁判所における窃盗事犯公判の集団，個別の傍聴を勧めている。

第2章第6節II（216頁）に詳しい説明がある。

(10) 留置場・拘置所へのメッセージ

当院では，窃盗症本人が窃盗再犯によって検挙され留置されている間に，家族が相談に来る例が少なくない。主治医の仲介で，専門治療未経験の留置場や拘置所の患者へのメッセージを行っている。家族と本人の希望により，先行く仲間からの体験談と希望のメッセージを伝える。留置場や拘置所の実際の面会時間はガラス越しの10分余りでも，準備段階から主治医への報告まで，メッセージの伝え手と聴き手の双方に治療効果は大きいといえる。

第2章第6節III（228頁）に，実際に拘置所へメッセージに行った方のレポートを掲載した。

(11) 万引き・盗癖ミーティング

当院入院患者向けの治療プログラムとしてはMTM（万引き・盗癖ミーティング)がある。万引き・盗癖の問題のある患者本人だけが参加するミーティングである。水曜日と土曜日を除く毎朝45分間と，水曜日と土曜日を含めて毎夕90分間行っている。ほかに，月，水，金，土，日曜日午前中には，各90分の同様のミーティングがあり，合計で週に17回のMTM

---

5) 河村重実著，竹村道夫監『彼女たちはなぜ万引がやめられないのか？ 窃盗癖という病』飛鳥新社，2013.

6) 竹村道夫「盗癖の治療最前線と刑事弁護」『季刊刑事弁護』No.64, pp.48-52, 2010.

がある。このうち，毎週水曜日は，病的窃盗からの回復者が遠方から来て，自らの体験を語り，司会進行をする。現在，MTMには入院中の患者約40名が出席している。

⑿　私物・現金チェック，買い物チェック

　入院中の窃盗症患者に関しては，看護師が，頻繁に私物と現金チェックを行い，外出後には毎回必ず購入した商品とレシートの照合，金銭の出納確認を行っている。患者の万引きなど窃盗犯行が発覚，または本人が犯行を報告した場合には，商店が気づいていなくても，連絡して確認を求め，必ず返金をさせることを治療継続の条件にしている。

　これらの持ち物検査や防犯上の処置は，窃盗症患者の入院時に，病院スタッフから説明して了解をとり，書面で承諾書を取ってある。

⒀　処方薬，市販薬の乱用，依存

　専門治療開始前に精神科医療を受けている場合には，向精神薬の乱用がしばしばみられる。処方薬や市販薬の乱用，依存は，窃盗症を悪化させる。処方薬乱用では，ベンゾジアゼピン系薬物が多いが，SSRI（選択的セロトニン再取り込み阻害剤）など抗うつ薬もある。SSRIによるアクティベーションシンドローム（賦活症候群）に関連した症状の一つとして常習窃盗が出現することがある[7]。

　当院では，常習窃盗患者では，新たに向精神薬処方を追加するよりも，これまで服用していた向精神薬を漸減して中止することが圧倒的に多いといえる。

⒁　サイコドラマ

　最新の治療としては，サイコドラマ（心理劇，psychodrama）がある。これは，即興劇の手法を用いた集団精神療法である。

　第2章第6節Ⅰ（207頁）に，松本功医師による解説記事がある。

---

7)　竹村道夫「窃盗癖-嗜癖治療モデルによる対応」『精神神経学雑誌』（第107回日本精神神経学会学術総会（2011年）特集号）Vol.114, pp.SS217-SS223, 2012.

第2節

相談援助の立場から

吉岡隆

1 はじめに

　我々の日常生活は，さまざまな依存対象に取り囲まれている。そしてその依存対象にとらわれてしまうと，大事な人生を失うことになる。その一つが「窃盗症」と呼ばれる窃盗や万引きである。こうした問題に苦しんでいる本人や家族は大勢いるのだが，回復の手助けをどこに求めたらよいか分からぬ日々を送っているのが現状である。

　これから裁判を迎えようとしているときや，裁判中に再び窃盗を繰り返すのはなぜだろう？　そうすることが自分をさらに窮地に追い込むことになってしまうのに。だが，ここに「窃盗症」の病理が隠れている。

　自分の生涯を振り返ったとき，「ものを盗む行為」をしたことのない人は恐らくいないのではないだろうか。多くの人たちにとって，それは一過性なものなのだろうが，自分の意志ではやめられず，最終的には刑務所に行くことになってしまう一群の人たちがいる。それが「窃盗症者」だ。

　古くから「人間」と「盗み」が密接な関係にあったということは，モーセの「十戒」にも書かれているが，「盗む」という行為は多くの依存症にもみられるものである。アルコール依存症者が酒瓶を盗んだとか，薬物依存症者が新刊本を盗んで古本屋にそれを売って薬を買ったとか，性依存症者にも盗撮（窃視症）という症状がある。

　捕まったときには「初めてだ」と言うのだが，実際にはその何倍も何十倍も繰り返していることが多い。ここでは以下のことを考えてみたい。

- 本人にはなぜ「盗み」という依存対象が《必要》だったのだろう？
- 本人が抱えてきた「テーマ」は何なのだろう？
- 本人はなぜ「窃盗症者」にならざるを得なかったのだろう？

2 依存症とそのメカニズム

　依存症とは依存対象にとらわれて社会生活が破綻してしまう病気のことだが，同時に《自己治療法》でもある。アルコールにとらわれて社会生活が破綻すればアルコール依存症だし，窃盗にとらわれて社会生活が破綻すれば窃盗症という依存症である。依存症には多くの共通点がある。それらを列挙してみよう。

① コントロール喪失（自分の意志でとめることができない）

② 進行性（より強い刺激にはまってゆく）

③ 再生か死（再生することは可能だが，やり続ければ死が待っている）

④ 依存症と嘘はセット（嘘をつかないと，依存症は続けられない）

⑤ スペア（依存対象の予備）を必ず用意している

⑥ 否認（自分のしたことを認めず，認めたとしてもそれは最小限）

⑦ 中休み（やめている時期があるが，再び始める）

⑧ 離脱症状が出る（やりたいのにやれない状況だと，いらいらする）

⑨ 自分に利得があった依存対象を繰り返す

⑩ 依存対象が一つとは限らない（併用したり代用したりもする）

⑪ 生き延びるためにはその依存対象が《必要》

⑫ 人間関係，金銭，家族，仕事，健康，命，生きる意欲等さまざまなものを失ってゆく

⑬ 治癒はしないが回復は可能

⑭ 無尽蔵なエネルギーがある（これが回復期の財産になる）

⑮ 尻拭いしてくれる人（共依存症者）が近くにいる

　依存症のメカニズムを天秤皿にたとえてみよう。

［依 存 対 象］	自己治療法 （鎮痛・麻酔作用）	［否定的感情］
アルコール，薬物，ギャンブル，窃盗，セックス，恋愛等	➡	恨み，恐れ，悲しみ，怒り，不安，寂しさ，低い自己肯定感情等

自棄酒・自棄食いなどという言葉があるが，楽しいことやうれしいことがあったとき，人はこのような行動をとらない。よくみられるのは，自分の感情をかき乱されたとき，例えば上司から叱責されたり，好きな人に振られてしまったりしたときである。

自分の心にわいてきた怒りや悲しみを，鎮めたり麻痺させたりする手段として，身近にある酒や食べ物が選ばれたのだろうが，それが窃盗であっても同じである。確かにこうしたものは一時的には効果があるのだが，残念なことに長続きはしない。そのため，同じような状況になると，同じような方法を選ぶことになる。これが再発・再犯と呼ばれるもので，気がついたときには依存対象にどっぷりはまってしまっている。

天秤皿に描いたのは，自分の心の中にわき上がってきた否定的感情を麻痺させてくれる役割が依存対象にはあるという意味である。つまり，依存症はある時期まで《自己治療法》だったのだ。もし，依存症が重症であるのなら，それだけ重い否定的感情を抱えているということになる。

3　窃盗症の相談

以下に回復を助ける5つの方法を述べる。

(1)　医学的治療

アルコールや薬物に依存する物質嗜癖の場合には，しばしば内科や外科などの医学的治療を要することが多く，通常身体的治療から始められる。性嗜好異常群で性感染症に罹っている場合にも，当然医学的治療は必要になる。また，窃盗症の場合には摂食障害を合併しているケースも多いため，やはり医学的治療が必要となる。

依存症の相談・治療機関を選ぶときには，大事なことがいくつかある。

一つ目に大事なことは，その相談・治療機関が依存症を理解していることである。窃盗症の相談に行ったら，診察した医師から「万引きしないと私に誓いなさい。どうしても盗みたくなったら，この薬を飲みなさい」と言われた，という信じられないような話を聞いたことがあるが，こうした治療機関に通っていても回復はできないだろう。

二つ目に大事なことは，相談・治療機関のスタッフが回復者を知っていることである。実際に回復者に会って話をしたり，聞いたりしていなければ，その依存症が回復できる病気だとはとうてい信じられないだろうし，うわべの知識だけをクライエントに伝えても説得力はないだろう。

三つ目に大事なことは，援助職自身が自分のできることとできないこと，すべきこととすべきでないことを分かっていることである。援助職はフルマラソンの伴走者にはなれないが，駅伝ランナーになることはできる。そのためには，どのクライエントにはどの相互援助グループが適しているかを判断できる情報を日頃から収集しておく必要がある。

筆者がアルコール病棟でソーシャルワーカーをしていたときのことだ。一人の薬物依存症者に「リハビリテーション施設に通いなさい」と言うと，「あなたがすることは『提案』でしょ」と言い返してきた。入院中からすでにミーティングには通っていたので，そこで使われている「提案」という言葉を持ち出せば，筆者が引くとでも思ったのだろう。「回復していない人に『提案』などするつもりはありません。あなたが行くところはリハビリテーション施設です！」筆者がそう言うと，怒りに燃える目でにらんできたが，結局リハビリテーション施設につながり回復していったのだった。

回復の初期に「提案」などしても意味がない。「選択はクライエントに任せている」などと言うと聞こえはいいが，それは援助職の逃げにすぎない。まずは味見でもよいから，一口食べてもらうことが必要なのだ。そうやって貴重な社会資源につなげることも，援助職の重要な仕事である。

四つ目に大事なことは，援助職自身が日頃からセルフケア（精神的ケアと身体的ケア）をしていることである。問題をもっていない人などいないはずだから，援助職が問題をもっていてもおかしくはない。

自分の抱えてきた問題が何であるか分からないのなら，まず援助職自身がカウンセリングに行き，その問題をはっきりさせるべきだろう。それが分かったら，今度は同じ問題を抱えている仲間たちのグループにつながり，ミーティングで経験と力と希望を分かち合えばよいのだ。それでも人間は過ちを犯さない訳にはゆかないので，それを最小限に食いとめるためにはスーパービジョンを受ける必要がある。精神的ケアではカウンセリングと

ミーティングとスーパービジョンが中心になるが，身体的ケアも並行して
いかなければよい仕事はできない。

「自分の成長や回復のためには時間もお金も惜しまない」を筆者はモッ
トーにしている。

(2) 心理教育

115〜118頁のイラストレーションにあるように，私たちの身の回り
にあるあらゆるものが依存対象になる。先にも述べたように，依存症とは，
このような依存対象にとらわれて社会生活が破綻してしまう病気のことで
ある。もちろん，どの依存症はよくて，どの依存症はよくないというもの
ではない。依存症に共通していることの一つは，意志の力で依存対象をコン
トロールできないということだ。大切なことは「強い意志をもつこと」
ではなく，「回復したい願望をもつこと」であり，こうした依存症の基礎
知識は，本人だけでなく家族にも援助職にも必要なことである。

筆者が相互援助グループの世界大会に参加するために，サンフランシス
コを訪れたときだった。市内の書店に入ってみると，一つの書棚に依存症
関係の書籍がびっしり並んでいた。一緒に行ったアメリカの友人に聞くと，
こうしたことは珍しいことではないということだった。回復を助ける5つ
の方法（医学的治療，心理教育，カウンセリング，リハビリテーション，
相互援助グループ）のなかでも「心理教育」の部分は，自分でも勉強する
ことができるものなので，筆者の相談室では，図書館と同じように希望す
る人には，図書を2週間貸し出している。

筆者が自費出版したものの一つに『再生への道』というのがある。これ
は弁護士の協力も得ながら，「性犯罪で逮捕された人が裁判までの時間を
少しでも有効に使ってほしい」と思って書いたものである。逮捕され留置
場にいる間は，朝から退屈な一日が始まることになる。小説や週刊誌を差
し入れてもらったところで，むろん一日が早く終わるわけではない。プロ
グラムが何もないこうした時間こそ，自分と向き合う最も有効な時間とし
て使うことができる。厳しいようだが，保釈を安易に考えるべきではない。

依存対象の選択は，その人にとって「特効薬」に過ぎなかったことが分

かってくれば，依存対象をいくつもっていても，おかしくないことが理解できるようになる。それぞれが「鎮痛・麻酔剤」の役割をもっていたり，欲しかった依存対象の「代替え」や「予備」であったりしたのである。

『再生への道』を書き進めてゆくうちに，これはほかの依存症にも共通するものだと思うようになり，「依存症の基礎知識」というサブタイトルを付けることにした。ある日，警察の留置管理課から『再生への道』を送ってほしいという電話がきた。「こころの相談室リカバリーのホームページでその本のことを知ったのだが，留置場の備え付けにしたい」という話を聞いて，その熱心さに感心した。

「依存症者の言葉と涙は信じるな。依存症者の足を見ろ」といったのは，自らがアルコール依存症から回復したミーニー神父だった。この言葉は依存症治療の現場では常識になっているが，「回復するための『行動』をしているかどうかに注目しろ」という意味である。こうしたことも，援助職はしっかりとみておく必要がある。

(3) **カウンセリング**

カウンセリングというのは，カウンセラーが何か特別な援助をしてくれたり，自分に代わって問題を解決してくれたりするところだと考える人がときどきいる。しかし，実はそうではない。クライエントの人生の主役はクライエント自身だし，クライエントには問題を解決する力があるという前提の下に，カウンセリングは始められるからだ。

カウンセリングの理論や方法にはさまざまなものがあるが，具体的にはどのようなことをするのだろうか？　ここでは筆者が主宰している相談室での方法を例にあげる。

クライエントはインターネットで調べたり，医療機関や相談機関などから紹介されたりして，電話で相談予約を入れることになる。初回（インテーク）面接では相談内容とこちらでできることやできないことを照らし合わせる。そして合意が得られれば，「相談契約」を結ぶことになる。その内容は，①どのような目的で，②どれくらいの期間通い，③何をするのかということである。

アディクションあれこれ
あなたにあてはまるものは？

FAMILY ADDICTIONS
AWARENESS CHART

Any one of these behaviors can
throw an entire family off balance.

アルコール
Alcohol

読書
Books/Reading

カフェイン
Caffeine

世話やき
Caretaking

追跡
The Chase

チョコレート
Chocolate

慢性疾患
Chronic Illness

An addiction can be any behavior done in excess,
in an attempt to avoid pain ... despite consequence,
and a person cannot stop without outside help.

Degenhardt Educationals, Inc, ·P.O. Box
111044·Nashville, TN 37222-1044·(615)833-6183
www.seedpublishers.com

Illustrations by Jason Thomas
Copyright © 1993 Katherine Degenhardt
Taken from Katherine Degenhardt's Workbook;
Breaking Family Addictions

115

宗教
Church

強迫的な掃除
Compulsive Cleaning

強迫的なダイエット
Compulsive Dieting

強迫的な運動
Compulsive Exercise

強迫的な嘘
Compulsive Lying

コンピュータ
Computers

コントロール
Controling

クレジットカード
Credit Cards

白日夢・空想
Daydreaming/Fantasy

いたずら書き
Doodling

アルコール以外の薬物
Other Drugs

心理的虐待
Emotional Abuse/
Verbal Abuse

女性依存
Female Dependency

ギャンブル
Gambling

ガレージセール
Garage Sales

116

第2節 相談援助の立場から

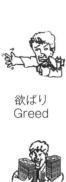
欲ばり
Greed

恋愛
Love

男性依存
Male Dependency

お金
Money

音楽
Music

ニコチン
Nicotine

過食
Over Eating

痛み
Pain

身体的虐待
Physical Abuse

ポルノグラフィ
Pornography

力
Power

処方薬
Prescription Medication

ラジオ
Radio

自己憐憫
Self-Pity

セックス
Sex

117

第２章　回復に向けて

性的虐待
Sexual Abuse

万引き
Shoplifting

買物
Shopping

睡眠
Sleeping

メロドラマ
Soap Operas

スポーツ
Sports

砂糖
Sugar

支援団体
Support Groups

おしゃべり
Talking

電話
Telephone

テレビ
Television

ビデオゲーム
Video Games

暴力
Violence

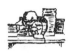
仕事
Work

研究集会
Work Shops

継続相談になると，通常最初の2〜3か月は毎週60分の面接をしている。その間に時間をかけて，生育史と生まれ育った原家族関係を聴いてゆく。生育史という縦糸と原家族関係という横糸が織りあげられてゆくと，クライエントの物語がおぼろげながら見えてくる。カウンセリングは自己理解を手伝うためのものなので，こうした「自分の物語」を書きあげる作業が大事になる。

　クライエントが語る症状や問題行動は，コインの表にすぎず，本体はその裏にある。したがって，その「症状」がなぜクライエントに《必要》だったのかを一緒に考えてゆくことになる。依存症を理解するキーワードは，この《必要》という言葉である。長テーブルに横並びに座りながら，語られた内容をワープロに打ち込んでいくのも，この相談室の特徴である。パソコンではデータの流失問題が頻繁に生じているが，ワープロならフロッピーを管理さえすればその危険性はない。

　こうしてクライエントの最初の物語が完成すると，それをプリントアウトし，クライエントに手渡している。その際，「これはあなたの書いた最初の物語です。まだ私に話していないことや思い出していないことや記憶違いなどがあるかもしれません。それらはこの後，加筆したり訂正したりして，自分の物語の書き替え作業を続けてください。それもあなたの回復を大きく助けてくれます」と伝えている。

　自分が「何者なのか」見えてきた頃には，自分がどのような相互援助グループのミーティングに参加すればよいのかも分かってくる。カウンセリングと並行したミーティングへの参加は，回復へ向かう車の両輪になる。相乗効果によって自己理解がどんどん深まってゆくからだ。

　自分の物語が完成したら，カウンセリングの間隔は2週間に一度にし，3年目には月に一度にする。そして例外を除けば，およそ3年間でカウンセリングを終結している。筆者も定期的に12ステップ・ミーティングに参加し，そのプログラムを使っているので，相談室の役割は「ステップ1から3」までと考えている。その先の「4〜12」までのステップは，相互援助グループで先にプログラムを始めた仲間（スポンサー）と踏んでゆくことを勧めている。

筆者も自分のためのカウンセリングに3年半通った。そこで学んだ一番大きなものは，自分でできることを人に頼むのは「依存」だが，自分でできないことを人に頼むのは「健康」だということだった。自分にできないことまでやろうとして苦しんでいたことに気づいてからは，助けを求めることが恥ずかしいことではないのだと思うようになった。

(4) リハビリテーション

リハビリテーション施設には，アルコールや薬物やギャンブルなどの依存症を中心に扱っているところがあるが，12ステップ・プログラムを使っているところもあれば，そうでないところもある。しかし，夜に12ステップ・グループのミーティングに参加するのであれば，午前と午後に施設内で行われるミーティングと連動しているところのほうがよいだろう。

リハビリテーションの期間は，どこでもおおよそ1年前後と考えられている。その理由は，少なくともそれくらいの期間依存対象から離れていなければ，再使用（スリップ）してしまう危険性が高いからだ。リハビリテーション施設には「スリー・ミーティング」という言葉があるが，これは午前と午後と夜間に1回ずつ毎日ミーティングに出ることである。1日に3回なので，月に90回，卒業するまでの1年間には1080回以上になる。しかし，もちろんこれだけ出たからといって，安心することはできない。なぜなら依存対象は自分の意志などよりも，はるかに巧妙で不可解で強力なものだからだ。

リハビリテーション施設ではリカバリング（回復者）・カウンセラーがスタッフをしているところもあれば，そうでないところもあり，一概にどちらがよいとはいえない。しかし，どちらの場合にしても，スタッフ自身が相互援助グループのミーティングに定期的に参加していることが必要だ。その理由は自分が回復していないのに，まだ苦しんでいる仲間の回復の手助けはできないからだ。

10年ほど前のことだが，法務省が立ち上げた「性犯罪者処遇プログラム研究会」に，筆者はゲストとして招かれたことがあった。そこで話したことの一つが，このリハビリテーションのことだった。

「リハビリテーション施設には通所と入所という二つの利用方法がありますが，アルコール依存や薬物依存のための施設を民間でつくる際には，地域の大きな反対運動にあうのが常ですので，性依存の施設を民間でつくるのは難しいでしょう。都道府県には国立病院があるのですから，その敷地内に20人程度のリハビリテーション施設なら国がつくれるのではありませんか？」

そう筆者は尋ねたのだが，今もそれは実現してはいない。窃盗犯罪は桁違いに多く，再犯率も高いことは犯罪白書をみても明らかなことだ。再犯率が高いことを，本人の責任だけに帰していてよいのだろうか。これまでの処遇施策そのものを見直す必要があるということではないのか。

筆者は2015（平成27）年4月から月に一度川越少年刑務所に行き，性犯罪受刑者の集団療法（性犯罪再犯防止指導）に参加している。刑務所では全受刑者に対する「一般改善指導」のほかに，薬物犯罪者（R1），暴力団関係者（R2），性犯罪者（R3）などへの「特別改善指導」も実施されているが，窃盗犯罪者への指導はほとんどされていない。

アルコール依存症者であれば昼間はMAC（アルコール依存症のリハビリテーション施設），夜はAA（アルコホーリクス・アノニマス＝無名のアルコール依存症者たち）のミーティングに通い，薬物依存症者であれば昼間はDARC（薬物依存症のリハビリテーション施設），夜はNA（ナルコティクス・アノニマス＝無名の薬物依存症者たち）のミーティングに通いながら，回復してゆく人が多い。このようなリハビリテーション施設をモデルにすれば，国が窃盗症者の施設をつくることはそれほど難しいことではないだろう。そうした器さえ整えば，窃盗症者も同じような方法で回復してゆくことは可能である。しかしそれができていない現状では，窃盗症であることを承知のうえで受け入れてくれる関係機関を探すことになるのだが，限られた精神科病院しかないのが実情である。

(5) 相互援助グループ

以前は自助グループとかセルフヘルプ・グループなどと呼ばれていたが，自分と同じ問題をもつ仲間と互いに助け合う活動なので，現在では相互援

助グループ（Mutual Aid Group）という呼名に変わってきている。

　アメリカ西海岸で，このようなグループが次々に誕生し発展していった背景には，既存の専門家や相談・治療機関がニーズにこたえられなかったことや，サービスの形態に問題があったことなどが指摘されている。「援助職はあてにできない」という愛想づかしの歴史も，裏にはあったのだ。

　AAもこうした流れのなかで1935年に誕生した。そして「12ステップ」という回復のための方法が，その後さまざまな依存症のグループで使われるようになっていった。自分の抱えてきた問題と対面し，それまでの生き方を変えることを余儀なくされた人たちが集まり，仲間の話を聞き，自分の話をし，仲間の物語を読み，自分の物語を書く……こうした過程を経て自己理解が深まってゆくのだ。

　筆者は物質嗜癖の治療で世界的に有名なヘーゼルデンで研修を受けたことがあった。「AAの神髄は互いの弱さを正直に分かち合って，公的な場で認めること」そこで聞いたアーネスト・カーチの言葉は腑に落ちるものだった。

　ミーティングの特徴は「言いっ放し」「聞きっ放し」で，治療者がいないことである。そこではお互いに，仲間の話にコメントしないことで，正直な気持ちが保証されている。AAには回復するための三原則がある。それは，①心を開くこと，②やる気になること，③正直になることである。①と②は分かるのだが，どうして③も必要なのだろう？

　依存症は「否認の病気」だともいわれている。自分の病気を認めようとはせず，ひたすら嘘で真実を塗り隠そうとする。しかし，生き延びるために依存対象を必要とした依存症者が，簡単に依存対象を手放せるわけはない。依存症を続けるためにはどうしても「嘘」が必要になるのだ。

　イソップ物語に出てくる「北風と太陽」のように，周囲が「否認」のマントをはがそうとすればするほど，依存症者はそのマントでしっかり身を守ろうとする。ではどうすれば，彼はマントを脱ぐのだろうか？

　それが相互援助グループのミーティングなのだ。多くの依存症者は，依存対象を手放してしまったら，自分は死んでしまうと思い込んでいる。ところが，自分を責めてくる人が誰もいないばかりか，次々に自分の弱さを

さらけ出し，依存対象までも手放している仲間の姿を見たとき，彼の心に希望の光が差し込んでくる。もしかして自分もここに通うようになれば，回復できるのかもしれない……。ミーティングが終わると「よかったらまた来てください」と仲間が声をかけてくれる。むろんよくなかったら行かなくてよいのだが，この一見優しげな言葉にも「決めるのは自分だ。自分の言動に責任をもとう」という自立の精神が垣間みえる。

　相互援助グループは，誰もが対等で平等の精神で運営されている。新しくグループに参加したメンバーにとって，回復の進んでいるメンバーの笑顔や落ち着いた態度は大きな希望になるだろう。だが，回復が進んでいるメンバーにとっても，新しいメンバーの姿は力になるのだ。なぜなら，そこにかつての自分の姿を再現してもらえると同時に，スリップすればどうなるかも教えてもらえるからである。

　12ステップ・グループでは酒や薬がとまった日を「バースデイ（霊的誕生日）」にしている。だがその後スリップをすると，せっかく続いていた飲まなかった日が無効にされ，またゼロからのカウントになってしまう。しかし，もともと「今日一日」のプログラムで，長さを競うものではないのだから，累積ソーバー（スリップした日だけを除いた素面の通算日数）という考え方があってもよいはずだ。大事なことは「新しい生き方」を始めた日から，残りの生涯に一日でも多く素面の日をもつかどうかだし，連続ソーバー（スリップしていない連続日数）は，結果としてついてくるものだからだ。

　窃盗症者にもAAをモデルにしたKA（クレプトマニアクス・アノニマス）という相互援助グループがある。[1]

4　家族にも回復が必要な理由

(1)　共依存症とは何か

　共依存症という病気も依存症の一つであり，本人と家族の二者関係のことではない。この病気を平易な言葉で表現すれば「お世話やき病」という

---

1)　全国のKA開催状況については赤城高原ホスピタルのホームページ参照。(http://www2.wind.ne.jp/Akagi-kohgen-HP/Kleptomania_meeting.htm)

こともできる。アルコール依存症者が二日酔いで仕事を休むと，妻が代わりに会社に電話する。ギャンブル依存症者がパチンコで多額の借金をすると，親が大事な退職金まで使って借金の返済をする。性依存症者の家族も同じだ。逮捕されると家宅捜索される前に，本人の部屋や鞄から性犯罪の証拠になりそうなものを捜して処分してしまう。

このような家族の「尻拭い」は，本人にとっては「またやっていい」というメッセージになる。問題を起こした本人が，その問題に取り組まない限り，同じことが繰り返されるのだ。ところが何の根拠もないことなのに，「本人に代わって私がこの問題を解決してあげなければならない」という強い思い込みをもつ者がいる。それが共依存症者だ。共依存症から回復したいのなら，CoDA（コーダ）という相互援助グループがある。

(2) 依存症が続く三つの要件

依存症が続くには三つの要件がある。
① 依存対象があること
② 本人（依存症者）にやめたい願望がないこと
③ 近くに尻拭いしてくれる人（共依存症者）がいること

このうち①は変えることができないが，②と③は変えることができる。やめたい願望がある依存症者には先にあげた回復を助ける五つの方法があるし，共依存症者も基本的には同じ方法を使うことができる。ところが共依存症ほど巧妙で，不可解で，強力な依存症はないために，ほかの依存症よりも理解する時間を多大に要してしまう。方法がありながらもそれを使おうとしない共依存症者に，筆者は以下のような例をあげて説明している。

「子どもの遊びに『棒倒し』というのがあります。まず食べ終わったキャンディの棒を地面に立て，その回りに砂を寄せて倒れないようにします。準備ができたら，順番にその砂を少しずつ削ってゆきます。そして棒を倒したらその人は負けというあの遊びです。この『棒倒し』は，まさに依存症者と共依存症者を象徴的に表しています」

「棒」役の本人にやめたい願望がなくても，「砂」役の家族が尻拭いをやめれば，棒は簡単に倒れるはずだ。家族の相互援助グループに「手を放せ」

というスローガンがあるのは,そのためである。もし棒が倒れないのなら,誰かがまだ棒を支えているということだろう。

　依存症者にやめたい願望が生まれ,家族も自分の問題に焦点を合わせてゆけるようになれば,家族全体が大きく変わってゆくことができる。だが,相談室に来る家族の多くは「問題は本人にある」と強く思い込んでおり,相変わらずよけいな手出しや口出しをして,依存症者の回復や成長を妨げていることに気がつかない。そのためにこうした話がうまく伝わらず,逆になぜ家族までカウンセリングやミーティングに通う必要があるのか,と抵抗を示すことが少なくない。しかし,問題をもっていない人などいるのだろうか？　あるいは,問題をもっていない家族などいるのだろうか？

　問題をもっていることが問題なのではなく,問題に向き合わないことが問題なのだ。

(3)　家族療法

　カウンセリングの一つに家族療法という治療法がある。病気になった人は「ペイシャント（Patient）」と一般的に呼ばれるが,家族療法では「アイデンティファイド・ペイシャント（Identified Patient）」,略してIPと呼ばれる。これは「家族のなかでたまたま病気になった人」あるいは「家族のなかから病人として選ばれた人」という意味である。依存症になったのはその人だが,ほかの家族が依存症なり別の病気になってもおかしくはなかったということである。つまり,依存症を家族全体の病理としてとらえ,「これを機に家族も変わってゆこう」という提案でもある。

　依存症者に対して家族ができる最大の援助とは何だろう？　それは,「この問題から私は何を学べばよいのか」を家族の一人ひとりも考えることである。本当に依存症者を助けたいのなら,家族が自分自身の振り返り作業をすることが,一番の手助けになる。そして,家族も相互援助グループのミーティングやカウンセリングに通うようになれば,家族関係を修復してゆくことは可能である。

　依存症は意志が弱いためになる病気でもなければ,性格がだらしないためになる病気でもない。好きで病気になる人などいないわけだから,「な

ぜ病気になったのか？」などと依存症者を問い詰めてみても意味がない。依存症者がとるべき責任あるいはとれる責任は，病気から回復するために行動することである。

　大事な家族の一人が依存症だと分かったとき，家族は大混乱の渦に巻き込まれてしまう。そんなとき，家族間で「犯人捜し」をしようとする家族もいれば，自分たちの育て方に問題があったのではないかと悩む家族もいる。しかし，どちらも解決に向かう建設的な方法だとはいえない。

　4人家族なら表面に現れた「問題」を四分割し，自分が変えるべきところはどこなのかを捜し，それに取り組んでいけば依存症者にとってどれほど大きな支援になるか計りしれない。幸いなことに窃盗症の分野にも，家族の相互援助グループがある。これらは貴重な社会資源だ。こうしたグループのミーティングに家族も参加すれば，以下のような利点がある。

① 　依存症者が依存対象を《必要》とした理由が理解できるようになる
② 　12ステップ・プログラムをやることで，依存症者と「共通言語」で話せるようになる
③ 　そうしたことを通じて家族関係が修復されてゆく
④ 　家族自身のテーマもみえてくる

⑷　家族の回復像

　「もちろん，最初はなんてことをしてくれたんだと恨んでいたんです。でもあの子が問題を起こしてくれたから，私は自分の問題に気づくことができました。だから今は本当にあの子に感謝しているんです」

　長い間相談活動をしていると，ある日思いがけなく，こうした言葉に出会うことがある。私がそろそろこの相談を終わりにしてもいいかなと思うのは，こんな言葉を聞いたときである。相互援助グループのミーティングでは「恨みが感謝に変わる」という言葉がよく聞かれるが，恨みがそう簡単に感謝に変わるはずはない。葛藤を繰り返しながら，少しずつ自分の側の掃除を続けてゆくうちに，心にこうした変化が現れるのだ。

　依存症は生物学的な死ばかりでなく，職業や家庭生活を失う社会的な死でもある。依存症者も多大なエネルギーのもち主だが，共依存症者は，そ

れ以上に多大なエネルギーをもっている。誰も治すことのできない依存症を自分の力で治そうとするからだ。まるで自分が神にでもなったかのように。そのエネルギーは無限にもみえるが，使い方には工夫が必要だ。

依存症者にも共依存症者にも，このような天から与えられた無尽蔵なエネルギーがあったからこそ，依存症が続いていったのだ。今度はそのエネルギーを回復のために惜しみなく使うことができる。

共依存症者とは「転ばぬ先の杖」役や「尻拭い」役をする人のことでもある。問題を起こしたのが本人であれば，その後始末をするのは当然本人のはずである。なぜなら「自立」とは自分の言動に責任をもつことであり，依存症からの回復もその「自立」に向かうことだからである。もちろん共依存症者（その多くは家族や関係者）も本人の「自立」を望んでいるのだが，実際にはよけいな手出しや口出しをするために，本人の回復のじゃまをしていることが少なくない。それでいて，本当にすべきことをしないのが，共依存症者だ。

病気になると損することばかりでなく，得することもある。こうしたことを「疾病利得」というが，依存症の場合にもそのことはあてはまる。通常，依存症者の場合，自分の否定的感情に対して「特効薬」になったものが，依存対象（症状）として選ばれる。

一方，共依存症者の場合は，他人に対してよけいな世話を焼くことで，自分の問題と対面せずに済むという「疾病利得」があるのだ。

回復していない共依存症者は「私は被害者だ」と思っている。しかし，回復してきた共依存症者は「私も当事者だ」と思えるようになる。

(5) 二つの祈り

カウンセリングの常套句の一つは，「過去と他人は変えられない」だが，これはエリック・バーン（Eric Berne：1910-1970）というアメリカの精神科医の言葉である。人間関係のトラブルは，変えられない相手を変えようとして起きることが多い。ラインホールト・ニーバー（Reinhold Niebuhr：1892-1971）が唱えた「平安の祈り」のなかには，このエッセンスが含まれている。依存症の相互援助グループでは，ミーティングの

初めと終りにこの「平安の祈り」を唱えるところが多い。

　もう一つの常套句は，「自分の人生の責任は自分にある」だ。自分の人生の責任を誰かのせいにするわけにはゆかない。「ゲシュタルトの祈り」はフレデリック・パールズ（Frederick S. Perls：1893-1970）が唱えた祈りだが，そこにはそれが反映されている。筆者も共依存症者なので，この二つの祈りに日々助けられている。祈りや黙想は，内省するための有効

平安の祈り（ラインホールト・ニーバー）

> 神様
> 私にお与えください
> 自分に変えられないものを
> 受け入れる落ち着きを
> 変えられるものは
> 変えてゆく勇気を
> そして
> 二つのものを
> 見分ける賢さを

ゲシュタルトの祈り（フレデリック・パールズ）

> 私は私のために生きる
> あなたはあなたのために生きる
> 私はあなたの期待にこたえるために
> この世に生きているわけじゃない
> あなたも私の期待にこたえるために
> この世に生きているわけじゃない
> 私は私
> あなたはあなた
> でも縁があって私たちが出会えれば
> それは素敵なことだ
> もし出会えなくても
> それもまたよいことだ

な方法である。

エリック・バーンとラインホールト・ニーバーとフレデリック・パールズ３人の生誕年と没年を比較してみると，たいへん興味深い。

5　対人援助職者へのメッセージ

(1)　対人援助職者の落とし穴

　今でも多くの精神科病院ではアルコール依存症者の治療は敬遠され，薬物依存症者の治療は拒絶さえされている。だから入院できるのは国公立の精神科病院とわずかな民間病院しかない。筆者がそのうちの一つである東京都立松沢病院に就職したのは，もう45年も前になるが，当時も今も状況はそれ程変わってはいない。

　その病院では１病棟（50床）に２名以上のアルコール依存症者は入れないという「常識」があった。しかし話を聞けば，この病院だけではなかった。なぜ「２名なのか？」と問えば，「入院中にほかの患者を巻き込んでトラブルを起こすのがアル中だから」という答えが返ってきた。新米のソーシャルワーカーだった筆者は，何の疑いもせず「そういうものなのか」と思ってしまった。

　それから７年半ほどしたとき，埼玉県精神衛生センターに異動になった。ちょうどその年，センターでは断酒会員に協力してもらいながら酒害対策事業が始まるところだった。筆者は担当職員になるのを恐れて身を小さくしていた。そしてその職員が決まると，そっと胸をなでおろした。

　しかし，センターの事業であれば，担当者でなくても協力はしなければならない。必然的に断酒会員たちとの接触も増えていった。そのうち，嫌っていたはずのアルコール依存症者たちの話に，なぜか引き込まれるようになっていった。なぜ引き込まれたのかといえば，回復の物語がとても魅力的だったからだ。保健師を対象にしたアルコール依存症の研修プログラムでは，「アルコール依存症者にどんな話ができるというんだ！」と言う所長の意見に，「体験発表こそ研修プログラムの柱です！」と言って自分の意見を押し通してしまった。研修後のアンケートには，案の定「体験発表が一番よかった」と書かれていたのを覚えている。断酒会の例会に出たり，

会長の家を訪問して話を聞いたりするうちに，回復を信じられるように
なったことが，強引さを裏づけていたのだと思う。

　そこで気づいたことは，病院というところは「悪い状態」しか知らない
ところだということだった。少しよくなれば退院してゆくが，そこから元
の生活に戻るにはまだかなりの時間を要することになる。「悪い状態」し
か知らなければ「この間退院したばかりなのに，またスリップしちゃった
のか」「アルコール依存症はやっぱり治らないんだ」という否定的な思い
だけが蓄積されていく。そこに対人援助職が陥る「落とし穴」があったの
だ。援助職自身がミーティングやセミナーに出て，回復者像をもてない限
り，そうした「落とし穴」から抜け出すことはできないだろう。

　4年後，今度は児童相談所に異動になった。ここでは一人のソーシャル
ワーカーが120人以上のケースを担当していることに驚いた。子どもの
相談を受けるところだから，アルコール依存症の相談などはないだろうと
思っていた。ところがそうではなかった。児童相談所で受ける相談のなか
には，母親がアルコール依存症の入院治療を受けるために子どもの保護を
要する相談もあれば，両親が覚せい剤取締法違反で逮捕されたため子ども
の保護を要する相談や，子ども自身がシンナーをやめられない相談なども
あったのだった。それでもこうした依存症関係の相談に対して，筆者は依
然として腰が引けていた。

(2) 　大嫌いだったアルコール依存症者に助けられる

　さらに4年後，二つ目の児童相談所に異動になった。ここでシンナーを
やめられない女子中学生と出会ったことが，大きな転機になった。彼女と
の個別相談が中断したため家庭訪問をすると，母親から1枚の新聞記事を
見せられた。そこには日本で初めてという薬物依存症のリハビリテーショ
ン施設（東京ダルク）のことが載っていた。さっそく連絡を取り，その施
設を訪れた。

　スタッフは責任者とアシスタントだけだった。責任者から「今日は何の
ためにここに来たのか」と尋ねられたので，「自分は児童相談所のソーシャ
ルワーカーで，シンナーをやめられない少女の相談を受けた。しかし，恥

ずかしいことだが，自分はどうやって彼女の手助けをしてよいか分からないのでここに来た」そう正直に筆者は答えた。

するとそれまで険しい表情だった責任者は途端に目を細め，「よくいらっしゃいました」と言ったのだ。後で分かったのだが，12ステップの最初のステップ1は，依存対象に対して無力を認めることなのだ。そんなことは何も知らなかったが，偶然にもNAのステップ1を踏んでいたのだった。

引っ切りなしに鳴る電話のほうはアシスタントに任せ，彼はその日一日筆者に付き合って薬物依存症の基礎知識を教えてくれた。昼休みには，当時近くにあったアルコール依存症のリハビリテーション施設（三ノ輪マック）に連れて行き，筆者をそこのスタッフに紹介してくれた。その施設では「秋にAAのラウンドアップという泊まりがけの集まりがあるので，よかったら一緒に行かないか」と誘われた。埼玉県越生町で開かれたAAの会場に行くと，200人以上のアルコール依存症や薬物依存症の人たちが集まっていた。これほど多くの人たちが穏やかに談笑している姿を見たのは，初めてのことだった。そしてたちまちAAの魅力に惹きつけられていった。

児童相談所では不登校の相談も多く，筆者もそうした相談を受けていた。だがその冬，人間関係につまずいた自分自身が職場に行けなくなってしまった。いつも出かける時間に家を出なければ，子どもたちが心配するだろう。そう思って家を出るのだが，どこへ行けばいいのか分からなかった。結局行く先は県立図書館しかなく，開館までの1時間15分を石の階段に座って待たねばならなかった。

拷問のように感じた日々が続いたある日，やっとドアが開き図書館のいすに座ると，不思議な言葉が思い浮かんだ。それは「仲間に会いに行けばいいじゃないか」という言葉だった。「仲間？　仲間って誰？」と考えるうちに，行く場所が見えてきた。そこは，あれだけ嫌っていたアルコール依存症者が通う三ノ輪マックだった。

筆者は何の連絡もせずにその施設を訪れたのだが，「午前中のミーティングの司会はぼくなので，好きなところに座っていていいですよ」スタッフが言ったのはそれだけだった。こちらの表情を読み取って「これは何かあったのだろう」と彼も気づいたはずだった。だが，そのことにはひと言

も触れず,「回復の場」だけを与えてくれた。よけいな手出しや口出しはせず,相手の回復を信じる。これこそ自分にはできない「究極の援助」だった。午後からは東京ダルクのミーティングにも参加させてもらったことで,職場復帰する力が少しずつついてきた。

(3) 私は何者なのか

　AAの創始者の一人であるビル・ウィルソン（Bill Wilson）は,『ベスト・オブ・ビル』のなかで,「カール・ユング博士は,40歳になって,自分が何者であるか,どこにいるのか,どこへ行こうとしているのかが認識できない人は,その程度の差はあるものの,神経症にならざるを得ないと言っている。(後略)」と書いている。

　筆者がAAのミーティングに定期的に出るようになったのは,ちょうど40歳だった。初めのうちは,自分にはアルコールの問題がないし,薬物やギャンブルの問題もないから,「ノー・プロブレムだ」と思っていた。しかし仲間たちの正直な話を聞くうちに,自分には性の問題があることが分かってきた。そして原家族をたどると間違いなくAC（アダルト・チルドレン＝機能不全家庭で生まれ育ち大人になった人）であることも分かってきた。

　埼玉県精神衛生センターが,県立精神保健総合センターとなり,筆者が戻って来たときには,さまざまな相互援助グループの情報や,たくさんのリハビリテーション施設とのネットワークを両手に抱えていた。アルコール依存症や薬物依存症から回復してきた大勢の人たちとの出会いによって,「回復者像」も自分のなかにできてきた。そして2年後,精神保健総合センターのなかにあるアルコール病棟へ希望どおり異動できた。

　ところが,そこで筆者の高慢が芽を出した。病棟での活動では回復しそうな人へのサービスと,そうでない人へのサービスを変えたのである。やがてその予測は見事に裏切られたばかりか,正反対の結果に終わった。回復しそうでなかった人にAAのセミナーでばったり会うと,彼はもう1年も酒を飲んでいなかったのだ。そのときの恥ずかしさは今でも忘れられない。自分の仕事は出会った人たちに平等なサービスをすることであり,結

果を出すのは神様の仕事なのだとやっと気づけたのである。

　相互援助グループのミーティングは依存症者にとって「命綱」だという思いはすでにあったので，病棟でもミーティングに通うことを「強要」した。なぜなら回復の入り口にも立っていない人に「提案」などしても意味がないからだ。かくして筆者は病棟の鬼軍曹になった。

　「ぼくの仕事は，皆さんがやりたくないことをやってもらうことです。ぼくも人間としては嫌われたくありませんが，役割として嫌われることは引き受けます」

　病棟ではそう話していたので，ときには命をねらわれることまであったが，相手も命がけの病気を抱えているのだから，そうなったときにはそれまでのことだと思っていた。

　公務員最後の1年間は人口30万人の保健所勤務だった。保健師の協力はあったものの，とても一人のソーシャルワーカーが対応できる人口ではない。あっちで問題が起きればとりあえず飛んで行き，こっちで問題が起きればとりあえず飛んで行く。まるでそれはモグラたたきのような日々で，自分がどんどん疲弊していくのが分かった。あと半年もこの状態が続けば，自分は完全に駄目になってしまう。そう思って27年間の公務員生活にピリオドを打つことにした。

　民間相談室をやりたいという希望は以前からあったのだが，ここにきてそのチャンスが訪れた。もし定年まで公務員を続けていたら，相談室を始めるためのエネルギーは残っていなかったことだろう。クライエントの一人ひとりに「回復する力」があるという信念のもとに，「リカバリー」という名前をつけて開設したこの相談室は，今年20歳になる。

　筆者の場合は，物心つくころから両親，特に父親に対して「ぼくを認めて！　ぼくを褒めて！　ぼくを受け入れて！」と訴えていたが，そうした「承認欲求」が満たされることはなかった。アルコールが飲めない体質だったので，代わりに性や他者への依存が《自己治療薬》になって否定的感情を鎮痛・麻痺してくれた。そのお陰で生き延びることができたのだ。

　しかし，それらがある時期までは，確かに「救命救急士」の役割を担ってくれていたのだろうが，いつ「殺し屋」に変身してもおかしくはなかっ

た。どの依存症も，続けていれば死が待っているからだ。筆者がAAと出会えたことは，まさに奇跡的なことだった。

両親が筆者の「承認欲求」を満たすことができなかったのは，両方の祖父にアルコール問題があり，両親も「承認欲求」を満たしてもらえていないACだったからだった。つまり両親も筆者と同じテーマを抱えていたのである。自分の物語の書き替え作業を進めるうちに，「承認欲求」を満たすのは，ほかの誰でもなく自分自身でしかないことが分かった。自分の人生の責任は自分にあるからだ。そして長い呪縛から解放された。だが，筆者のテーマは3層からなっていることが最近分かった。表層にあるのは飢餓感情で，承認欲求はまだ中層部にあるものだった。そして最深部にある自己肯定感情（セルフエスティーム）の低さこそが，本当のテーマだった。

対人援助職を選んだのは，低い自己肯定感情を少しでも上げようとして，他者から必要とされることを必要とする共依存症のためだった。だから自分の回復を最優先にしなければ，回復の邪魔ばかりすることになり，回復の手伝いなどとてもできないことなのだ。

自分が性依存症だと分かったときには，どうせなるならアルコール依存症か薬物依存症のほうがよかったと思った。すでにアルコールや薬物から回復してきた人たちを大勢知っていたが，性依存症から回復してきた人には会ったことがなかったからだった。しかし，12ステップ・プログラムを踏んでゆくと，職業に貴賤などないように依存症にも貴賤などないことが分かってきた。もちろんそれは，窃盗症にもいえることだ。

神様から一番欲しくない依存症を与えられたのは，筆者の鼻をへし折るために必要だったからだろう。それは「本物のプライドとは何かを考えなさい」というメッセージでもあったのだと思う。

2015（平成27）年4月から川越少年刑務所に毎月通っているのは，性犯罪受刑者のグループ・ミーティングで，自分の物語を聴いてもらうためである。

「どのような経験もなに一つ無駄なものはない」という言葉が，今ほど身に染みて感じられることはない。

6　おわりに

　この数年，筆者は弁護士からの依頼で，性犯罪や窃盗事件の意見書を書く機会が多くなってきた。意見書では「窃盗症（あるいは性依存症）であっても，被害者に与えた損失は多大なので，その刑事責任は当然負わねばならない。しかし，刑務所は治療機関ではないので，本質的な解決を目指そうとするのなら，刑期はできる限り短くし，治療に専念できる環境を整えるべきだ」と書いており，情状証人として法廷に立つときにも，そう話している。

　法廷という場では，弁護士は加害者の立場を擁護し，検察官は被害者の立場を擁護することになる。筆者も当然，加害者の立場を擁護する側だが，せっかく書き上げた意見書を検事から「不同意」（弁護士の証拠として認めない）にされることも少なくない。

　情状証人に立ったときは検事からも質問を受けることになる。そのようなときに，決まって受ける質問がある。それは私がどのような資格のもとにカウンセリングをしているのかということである。略歴に国家資格も，協会資格も書いていないために，そこを突いてくるのだ。しかし，私のほうも情状証人の経験を重ねてゆくうちに，短い回答で済ませられるようになった。

　「私は何の資格も持っていませんし，そうした資格を取るつもりもありません。私に相談を受ける資格があるかどうかを決めるのは，目の前のクライエントであり，厚生労働大臣ではないからです」

　クライエントには刑事責任と回復責任が双肩にかかっている。そうした責任の肩代わりは筆者にできないが，「依存症」という病気への理解を，社会に少しでも広げてゆくことは自分にもできると思っている。

▶文献

・CoDA, Co-Dependents Anonymous. CoDA Resource Publishing, Denver, 1995.
・なだいなだ・吉岡隆・徳永雅子編『依存症―35人の物語』中央法規出版，1998.
・AA日本出版局訳・編『アルコホーリクス・アノニマス』AA日本ゼネラルサービス，2000.
・吉岡隆編『共依存―自己喪失の病』中央法規出版，2000.
・吉岡隆著『援助職援助論―援助職が「私」を語るということ』明石書店，2009.
・吉岡隆・高畠克子編著『性依存―その理解と回復』中央法規出版，2001.

- 吉岡隆『再生への道―依存症の基礎知識』自費出版，2012.
- なだいなだ・吉岡隆著『アルコール依存症は治らない―《治らない》の意味』中央法規出版，2013.
- エドワード・J・カンツィアン・マーク・J・アルバニーズ著，松本俊彦訳『人はなぜ依存症になるのか―自己治療としてのアディクション』星和書店，2013.
- 日本精神神経学会監『DSM-5R　精神疾患の診断・統計マニュアル』医学書院，2014.
- 沢登文治著『刑務所改革―社会的コストの視点から』集英社，2015.
- 小林桜児著『人を信じられない病―信頼障害としてのアディクション』日本評論社，2016.

第**3**節

司法の立場から

林大悟

1 司法の実態

⑴ はじめに

　クレプトマニアという病気が我が国の刑事裁判に初めて登場した時期は不明である。筆者が知る限り，35年以上前にクレプトマニアに関する鑑定書が裁判所に提出された記録がある。もっとも，クレプトマニアという病気が司法関係者に広く知られるようになったのは，比較的最近のことである。クレプトマニア治療の第一人者である赤城高原ホスピタルの竹村道夫院長が2000（平成12）年からホスピタルのホームページでクレプトマニアの情報を発信するようになってから，クレプトマニアの認知度が年々あがっていったという経過がある。今では，各地の弁護士会のみならず，法務省関係者等も赤城高原ホスピタルを見学に訪れるようになった。上記の経過からすると，クレプトマニアは司法の場において，「古くて新しい問題」といえる。

　以下では，筆者が弁護人を担当した事例を紹介したうえで，現時点におけるクレプトマニア弁護の到達点を考察し，そのうえで，理想の刑事司法体系についても検討を試みたい。

⑵ クレプトマニア弁護の現状

　クレプトマニア事案に限らず，万引きで初めて起訴された場合，判決では執行猶予付きの懲役刑が言い渡されることが通例である。

　これに対し，執行猶予中に再び万引きをして起訴された場合，懲役の実刑が選択され，前刑の執行猶予も取消されるため，二つ合わせて服役することになるのが原則である。例外的に，刑法第25条第2項の規定により，「情状に特に酌量すべきものがあるとき」に限り，再度の執行猶予が付くことになる。この場合，再度の執行猶予となるか実刑となるかは，手続き

に関与する人によって明暗が分れるのが実態である。具体的には，誰に弁護されるか（弁護人の専門性），関与する医師は誰か（医師の理解，公平性），誰が処分を決めるか（検察官，裁判官の理解）で運命が決まるといっても過言ではない。

(3) 事例紹介

① 起訴前弁護の例

　検察官は，捜査段階では起訴・不起訴を決定する権限を有しており，有罪にする証拠がある場合でも諸般の事情を考慮して起訴をしないことができる（刑事訴訟法第248条）。被疑者の処分を終局的に決めるという意味で，検察官は裁判における裁判官のような役割を担っている。

　起訴前に選任された弁護人は，起訴裁量を有する検察官に対して依頼者である被疑者を不起訴にするように働きかけることになる。

　万引き事案において起訴前の重要な弁護活動は，示談等の被害者対応である。クレプトマニア弁護において重要な弁護活動は，示談交渉に加えて，医師の意見書等による疾病性の証明，治療先の確保，家族等の協力を得て再犯防止環境を整備するなど多岐にわたる。

　以下は，筆者が担当した起訴前弁護の事案である。

ア 　摂食障害，クレプトマニアに罹患した30代女性による保護観察付き執行猶予期間中の同種万引き事案

《経過》

　被疑者は，保護観察期間中に万引きの再犯で現行犯逮捕・勾留された。示談書，嘆願書，被害届取下書をそろえ，終局処分に関する弁護人の意見書を提出し，検察官と面談をして説得した。その結果，処分保留で被疑者は釈放された。その後，担当検察官から「私も病気と向き合ってみます」と電話があり，東京では前例がない処分保留釈放後の鑑定留置を伴う起訴前本鑑定が実施された。摂食障害とクレプトマニアの合併事案の場合には，鑑定結果が完全責任能力とされることが少なくないため，あらかじめ弁護側でもクレプトマニアに詳しい医師に私的鑑定を依頼し，その鑑定書を検察官に提出するなどの工夫をした。また，鑑定留置後は，被疑者を入院さ

せ，その治療経過も担当検察官に適宜報告した。

《結果》

上記の経過を経て被疑者は不起訴処分となった。

イ 摂食障害，アルコール依存症，クレプトマニア等に罹患した40代女性による常習累犯窃盗の起訴前弁護事案

《経過》

常習累犯窃盗で服役経験がある40代女性がスーパーで食品を万引きした事案。逮捕された土曜日の夜に夫から一報を受け，翌朝に新横浜から始発の新幹線に乗車し，神戸地検内で接見した。弁護人選任届を受領し，当番の検察官を説得した。その結果，勾留方針が転換され，在宅となった。その後，司法精神医学の専門医の診断を受けてもらい，疾病性に関する意見書を作成し検察官に提出した。また，摂食障害と窃盗症の入院治療を継続した。その間に被害店の店長を説得し，示談書，嘆願書，被害届取下書を受領した。担当検察官を病院に招き入院中の被疑者の治療風景を視察してもらうなどの弁護活動をした。

《結果》

上記の経過を経て被疑者は不起訴処分となった。この患者は，不起訴となった後，治療補助者として同じ病気に悩む患者の支援をしている。

② 執行猶予中の再犯事例

クレプトマニア患者による執行猶予中の再犯事案において，関与する医師や裁判官により結論が異なる一例として，筆者が被疑者段階から控訴審までの弁護を担当した裁判例を紹介する。

ア 裁判例の紹介

《事案の概要》

同種事犯で執行猶予中の20代女性が交際相手の男性と入店したコンビニ内で交際相手に気づかれずに生理用ナプキン，制汗シート，乳液等（販売価格合計1616円）を万引きした事案。示談書等を検察官に提出して不起訴を求めたが起訴された。起訴前に簡易鑑定が実施され，簡易鑑定を担当したY医師は，DSM-IV（当時）の診断基準に照らして，被告人（当時

は被疑者）がクレプトマニアであるという可能性は極めて低いと診断した。また，Y医師は，被告人が摂食障害に罹患していることは認めたものの，本件では非食品を万引きしていたことから，摂食障害の本件犯行への影響を否定した。

《第1審》

第1審の松本簡易裁判所は，起訴前の簡易鑑定の信用性を肯定したうえ，①被告人がクレプトマニアである可能性は極めて低い，②摂食障害の本件犯行への影響はない，③被告人には違法性の認識があること等を理由に，被告人を懲役8月の実刑に処した。

弁護人としては第1審の実刑判決は青天の霹靂であった。直ちに東京高等裁判所に控訴をした。

《控訴審》

弁護人の量刑不当の主張に対し，東京高等裁判所第5刑事部2013（平成25）年7月17日判決は，被告人の入院先の主治医が作成した意見書の信用性を認めたうえ，①原審が被告人をクレプトマニアである可能性は極めて低いとしている点，②クレプトマニアと切り離して摂食障害の本件犯行への影響を検討したうえ，本件被害品が不要不急のものではなく，犯行時，購入可能な所持金を有していたことを重視せず，被害品が女性の必需品であることを重視してクレプトマニア等の影響を否定している点，③クレプトマニア等は衝動制御の障害の問題であって，是非弁別能力の問題ではないのに，被告人に違法性の認識があることや後で後悔の弁を述べていることを重視している点において，原審の判断の合理性を否定した。

そして，犯行には，クレプトマニアや摂食障害等の精神症状による衝動制御の障害が関連しており，現在その治療中で，現にその治療効果もあがっていることが認められる等の理由により，再度の執行猶予を付して，被告人にその治療を継続させつつ，社会内における更生の機会を与えることが，正義に適うものと認められると判示し，懲役8月執行猶予3年保護観察付きの判決を言い渡した。

上記①の判示は，DSMのクレプトマニア診断基準A（個人的に用いるためでもなく，またはその金銭的価値のためでもなく）を形式的に解釈し

た簡易鑑定の信用性を認めた原審の判断の合理性を否定したものである。筆者の経験上，上記診断基準Ａを文理解釈して被告人のクレプトマニア該当性を否定した裁判例は極めて少ない。また，②の判示は，被害品が非食品であることを理由として安易にクレプトマニアに合併した摂食障害の影響を否定した原審の判断の合理性を否定したものである。さらに，③の判示は，クレプトマニアが事理弁識能力の問題ではなく，行動制御能力の問題であることを明示した点で画期的である。

■ 裁判例の分析

筆者は，これまで弁護人として再度の執行猶予判決を多数得てきた。その裁判例を分析した結果，再度の執行猶予判決を得るためには以下の事情が必要である。

まず，協力医の存在が不可欠である。すなわちクレプトマニア等に罹患している旨，およびそのクレプトマニア等が当該犯行に与えた影響の有無，程度，内容，ならびに再犯防止のための治療の実践と回復状況について，専門医の意見書ないし証言があることが重要である。また，本人に治療意欲があることは不可欠な要素であり，裁判中から入院治療を開始することが望ましい。さらに，再犯防止のための家族の実効的な指導監督体制の構築は極めて重要である。

他方，上記アの裁判例にもあるとおり，被害品が食品か否かはそれ自体としては，再度の執行猶予判決との関係でそれほど意味を有しない。筆者の経験上，摂食障害に伴う窃盗症を抱えた患者の執行猶予中の万引き再犯事案において，万引き対象が非食品の場合でも再度の執行猶予判決を得ている。また，被害品の数や金額についても，再度の執行猶予判決か否かを左右する際に決定的な要素とはならない。例えば，筆者の経験上，被害品個数が51個と多数であっても，または，被害金額が3万6288円と高額な事案でも再度の執行猶予判決を得ている。被害品の個数や被害金額は再度の執行猶予判決を受けるに際して，決定的な事情とはならない。

それよりも裁判中に任意退院して再犯を犯すと実刑になる危険が極めて高い。上記の事案よりも圧倒的に被害点数も少なく被害金額も低額な事案でも裁判中に再犯をしてしまい追起訴された事案では実刑判決を受けてい

る。刑事裁判では，依頼者から保釈請求をお願いされる場面が少なくない。一般論としては，弁護人が被告人の身柄解放を求めることは推奨されるべきである。しかし，クレプトマニア患者の刑事弁護を担当する弁護士は，再犯が防止できる安全な環境が整うまで保釈を安易に請求してはならない。保釈中に依頼者が再犯をしてしまい，結果的に本人や社会に不利益を与える可能性が通常の事件よりもはるかに高いからである。

③ 保護観察付き執行猶予中の再犯事例

ア 裁判例の紹介

《事案の概要》

前刑（万引き）の保護観察付き執行猶予判決からわずか2か月後にスーパーマーケットにおいて，菓子等食品25点（販売価格合計4064円）を窃取したとして起訴された40代女性の同種再犯事案である。筆者が前刑の裁判，本件の起訴前，第1審，控訴審の弁護を担当した。

第1審において，弁護人は心神喪失のため無罪であると主張し，検察官は完全責任能力を主張して懲役1年6月を求刑していた。

《第1審》

上記事案において，松戸簡易裁判所2015（平成27）年11月25日判決は，大要以下のとおり判示し，被告人を罰金50万円に処した。

・・・被告人には窃盗の常習性が認められ，規範意識も相当鈍麻しているというべきであり，被告人を懲役1年6月に処すべきであるとの検察官の意見も，一般的な科刑意見として十分合理性があると考えられる。

しかしながら，被告人は，前判決後，自ら希望してS医療センターに転院して入院治療を受けることとし，本件の審理中に保釈を得てからは，同センターに入院して，病的窃盗との診断の下にその治療を受け，退院後も引き続き，通院治療を続ける一方，夫のみならず母の協力も得て，再犯防止に努め，その成果があがっている状況にあり，本件について実刑に処することにより治療を中断することは，再犯の防止を図るうえで必ずしも適切ではないと思われる。幸い，前判決の執行猶予期間は4年間であり，今後なお3年近く保護観察付き執行猶予期間が残されていることをも考える

と，保護観察を継続して，執行猶予取消しのリスクを負わせつつ更生に努めさせるのが相当である。

《控訴審》

検察官の量刑不当の主張に対し，東京高等裁判所第2刑事部2016（平成28）年5月31日判決は，原判決の量刑事情の指摘，評価およびこれに基づく量刑判断はいずれも不当であるとはいえないとし，以下のように判示して検察官の控訴を棄却した。

【検察官の所論について】

「保護観察付き執行猶予中に行われた窃盗罪については，基本的に懲役刑の実刑に処すべきである」という一般論については所論指摘のとおりであるけれども，そもそも万引きという社会的類型自体は窃盗罪全体のなかでは侵入盗やひったくり等のほかの類型に比して重い類型に属するとはいえない。そして，25点という点数や4064円という被害額はもちろん少ないほうではないが，飛び抜けて多いというほどのものでもない。本件の特徴である窃盗症の存在は酌むべき事情とは評価できないが，それ以外に本件の動機や態様について万引き事案として特別に悪い事情があるわけでもない。検察官がいう前刑後万引きを繰り返していたという点については，客観的に確認されているわけではないのに，被告人が自主的に不利益な供述をしているのであって，一般情状としては正直にそれを申告していること自体が被告人の更生意欲の表れとみることもできる事情である。そして，前科の位置づけについてはさまざまな立場があり得るが，一般情状に属するとの当裁判所の立場からすると，本件は，基本的に懲役刑の実刑を出発点に考えるべき事案であるとは思われるが，検察官の主張するような絶対に懲役刑の実刑しかあり得ない事案とまではいえず，ほかの一般情状を考慮して最終的な処分を決めることも許される事案というべきである。原判決の考え方が全くあり得ないとまではいえない。

【原判決の量刑判断の誤りについて】

所論は，①前刑時の経過からすると，被告人は公判中は積極的に入通院して治療を受けながら，公判が終わると，一転して積極的に治療を受けなくなるのであり，被告人の入通院は明らかに公判対策として行われていた

ものであるのに，原判決はこれを過大評価した，②被告人に対する正しい処遇を排除し，客観的根拠に乏しい治療を有効として継続させようとした原判決は，被告人の改善を妨げるものであり，特別予防の観点からも誤っている，③被告人の夫および母親の再犯防止に向けた協力を過大に評価している，④原判決が被告人の再犯防止の努力の成果があがっていると認定したのは誤りである，という。

しかしながら，①の前刑時の経過については，前刑時にそうであったからといって，今回もそうであるなどと安易に決めつけることは適当でない，②の治療の有効性，③の家族の協力，④の再犯防止効果については，その供述によれば，前刑判決後，今回の犯行までの約56日間に，10回以上万引きを繰り返していた（約5.6日に1回のペース）という被告人が，本件犯行後今日に至るまでの約1年4か月間，再犯を起こしていないという事実は，厳然たる事実であって，これを再犯防止の効果があがっていると原判決が評価したことが不合理であるとはいえない。さらに，当審での事実取調べの結果によれば，被告人はH医師の治療の結果，万引きしたいとの衝動を抑え込むどころか，最近では，一人で買い物をしても万引きしたい衝動自体がわかなくなり，無事に買い物ができているというのであり，治療効果があがっていないということはできない。なお，検察官が主張するH医師の治療の前提となる理論の当否については，刑事裁判で判断すべき内容ではなく，自然科学の学会での議論に任せるべき問題である。検察官は，再犯をしないのは当然の義務であるというが，これも規範内容と再犯防止効果を混同するものであって適当ではない。

また，所論は，原判決の量刑は同種事案の量刑と比較して明らかに軽きに失するともいう。確かに，原判決の量刑が同種事案の量刑と比較して軽いほうに属することは明らかであるが，本件に近い事例が皆無というわけではないし，量刑は個々の事案ごとに異なるすべての事情を総合考慮して決めるべきものである。原審裁判官はその豊富な経験に基づき，再犯防止効果を見極めつつ，最終的に被告人の更生に強く期待して原判決の刑が最適であると判断したものであると解され，それが裁量を逸脱したものであるとまでは直ちにいえない。

その他，所論が種々指摘する点を踏まえてみても，原判決の量刑が不当であるとはいえない。論旨は理由がない。

イ　裁判例の分析

2015（平成27）年の1年間で保護観察付き執行猶予中の万引き事案は全国で220件あった。このうち，罰金判決が言い渡された裁判例は上記の松戸簡易裁判所の判決1件のみである。しかし，2009（平成21）年から2013（平成25）年までの間でみると，検察官が懲役の求刑をしたところ，裁判所が罰金刑を選択し，1審で確定した事例が全国で5件あった。これらの裁判例を分析すると，①被害金額が僅少であり，被告人が高齢である場合，②被害金額が僅少であり，前科が窃盗以外である場合，③被害金額が僅少であり，犯行態様に合目的的ではない事情がありかつ軽度の精神遅滞がある場合，④2件の万引きという点で悪質であり，被害金額も僅少とはいえないものの，窃盗前科が無く万引きの常習性が認められない場合，⑤被害金額が僅少ではないものの，高齢であり，犯行時に合目的性に欠ける側面があり，心的外傷等の精神的な問題が犯行の背景にある場合であった。以上5件の裁判例はいずれも完全責任能力がある前提であった。

これに対し，上記の被告人は40代女性であり，被害金額も僅少とはいえない。また，前科前歴はすべて万引きである。それでも，クレプトマニア等が犯行に与えた影響の内容や程度，治療効果を丁寧に主張立証していけば，上記のように罰金判決を得る可能性はある。保護観察付き執行猶予中の再犯事案では，被告人に盗癖の治療を継続させるためにも弁護人は臆することなく罰金判決を求めるべきである。

④　責任能力が争われた事案

ア　裁判例の紹介

《事案の概要》

前刑で保護観察付き執行猶予判決を受けた当日から食品の万引きを再開し，ほぼ連日万引きを繰り返していた広汎性発達障害，摂食障害，クレプトマニア合併患者たる被告人が，前刑判決から約2か月経過後，スーパーマーケットにおいて，食品等95点（販売価格合計2万2772円）を万引き

して逮捕・起訴された事案である。

　筆者が第1審から弁護を担当した。裁判期間は2年5か月にわたり，その間，保釈を得て1年近く赤城高原ホスピタルに入院した。また，保釈中に在宅で正式鑑定も実施された。弁護人は心神喪失で無罪を主張し，検察官は完全責任能力を主張して懲役1年6月を求刑していた。これに対し，大阪地方裁判所岸和田支部2016（平成28）年4月25日判決は，心神耗弱を認定し，罰金25万円を言い渡した（第1審で確定）。

《鑑定意見》

　被告人は，生来より広汎性発達障害の諸特徴を示しており，本件では，広汎性発達障害の影響下において，摂食障害，盗癖に罹患した状態であった。摂食障害と盗癖による食料品のためこみと万引きへの欲求は，当人の生活全体を支配するほど苛烈な状態となっており，事件当時も被告人の自覚や意思では制御し得ない程度であったと推察され，本件の発生に大きく関与していた。

《判決要旨》

【責任能力について】

　鑑定医師は，事件関係者の供述調書や実況見分調書，前科調書などの一件記録のほか，被告人との面接，臨床心理士による検査結果等を基に鑑定を行っており，鑑定の基礎とした前提条件に問題はなく，鑑定結果を導いた過程も，専門知見に基づくおおむね合理的なものであって，特に信用性に欠けるところはみられない。・・・そこで，鑑定医師が鑑定した本件当時の被告人の精神症状を前提に，これが本件犯行に与えた影響とその程度について検討する。

　（精神症状の影響について，①動機の了解可能性，②犯行の計画性，犯行の合目的性，一貫性，③行為の意味，違法性の認識，④自らの精神状態の理解，病識，⑤犯行の人格的異質性などを子細に検討したうえ）以上のとおり，考慮検討したところによれば，被告人は広汎性発達障害の影響下において摂食障害，盗癖に罹患した状態にあり，これによる食料品のためこみと万引きへの欲求は，その生活全体に影響を及ぼすほど激しいものになっていた，と見ることができる。本件行為当時も，被告人が善悪を判断

する事理弁識能力について影響はなかったにしても，善悪の判断に基づいて衝動・欲求を抑える行動制御能力については，深刻な影響を受けており，喪失していたとはいえないが，著しく減退していたとの合理的疑いは払拭できない，というべきである。弁護人は，本件行為当時，被告人の行動制御能力はほぼ喪失していたと主張し，鑑定医師も，万引きへの欲求は「生活全体を支配」するほど苛烈な状態となっており，本人の自覚や意志では「制御し得ない程度であった」旨等の表現を用いた鑑定主文を記載しているが，上記のとおり，本件における被告人の万引き窃盗の仕方には，犯行が発覚しないよう工夫と配慮が加えられており，なりふり構わず衆人環視下でなされた典型的な抑止力不足による衝動制御障害の万引き窃盗ではないこと，事前に店員や保安員に犯行の発覚することが確実であれば，被告人も犯行を断念したと考えられ，その限りでは自己の行動を制御する能力が残っていたとみられること，鑑定医師は，万引きへの欲求が被告人の「生活全体を支配」するほどのものであったとするが，生活全体に「影響」はあるものの，食行動や万引き以外には被告人の日常生活に大きな問題は見られないことから，「支配」との表現は誇張に過ぎること，被告人の本件万引き窃盗に人格的な異質性を見ることは困難であること，などに照らすと，本件行為当時，被告人の行動制御能力が喪失していたとまでみることはできない。この点を言う弁護人の主張は採用できない。

そうすると，本件行為当時，被告人は行動制御能力を喪失し責任無能力であるとする弁護人の主張は認められないが，その能力が著しく減退していたとの合理的疑いは払拭できず，本件行為当時，被告人は心神耗弱の状態にあったとみるのが相当である。

【量刑について】

被告人は本件につき被告人なりの反省の態度を示していること，被害店に被害弁償をしたこと，上記の精神症状があり，治療を継続し更生する意欲を示していること，本件で逮捕勾留され，保釈後に新たな医療機関で入院治療を受け，その後1年以上にわたり再犯がないこと，親族があらためて被告人を監督し治療に専念させて更生に協力する旨を述べていることなどの情状が認められる。

被告人がこれまで本件同様の窃盗により繰り返し刑事処罰を受け，前刑執行猶予の保護観察中であったのに本件に及んでいることに照らすと，今回は懲役刑の実刑は免れ難いところであるが，本件犯行当時の被告人が心神耗弱の状態にあり，上記各前科の犯行当時も，同様の状態であったとは断定できないが，それに近い状態であった可能性があること，本件後は治療効果があがり再犯に至ることなく経過していること，その他上記の情状を併せ考慮すると，今回に限り，特に罰金刑を選択し，治療を継続させるとともに，前刑保護観察を継続して更生を遂げさせることが相当である。

✔ クレプトマニアと責任能力

ここでは，責任能力に関して必要最小限の説明をしたうえで，クレプトマニアの責任能力について検討してみたい。

まず，責任能力について説明する。そもそも，責任能力という用語は法令上の用語ではない。責任能力に関する規定である刑法第39条は，「心神喪失者の行為は，罰しない」（同第1項），「心身耗弱者の行為は，その刑を減軽する」（同第2項）と規定している。この点，「心神喪失」とは，精神の障害により事物の理非善悪を弁識する能力またはその弁識に従って行動を制御する能力がない状態をいう。他方，「心身耗弱」とは，精神の障害によりそのような能力が著しく減退した状態をいう（以上，大判1931（昭和6）年12月3日刑集10巻12号682頁，最二1978（昭和53）年3月24日刑集32巻2号408頁）。ここでいう「精神の障害」（生物学的要素）とは，精神状態が異常であることを指し，精神病，知的障害等に起因する継続的なものであると酩酊・催眠状態等に起因する一時的なものであるとを問わず，またその原因も，病的なものであると否とを問わないとされている[1]。この定義に従うと，クレプトマニアや摂食障害も当然，「精神の障害」に該当することになる。

筆者が弁護を担当したクレプトマニア事案で心身耗弱が認定された裁判例としては，上記の大阪地方裁判所岸和田支部2016（平成28）年4月25日判決のほか，新潟地方裁判所刑事部2015（平成27）年4月15日判

---

1) 前田雅英・松本時夫・池田修・渡邉一弘・大谷直人・川村博編『条解刑法第2版』145頁，弘文堂，2007.

決がある。

責任能力はどのような枠組みで判断されているのであろうか。

この点，最高裁1984（昭和59）年決定は，被告人の犯行当時の病状，犯行前の生活状態，犯行の動機・態様等を総合して責任能力を判断すべきであるとした。この総合判断は，統合失調症患者である被告人を心神喪失とする鑑定意見があったにもかかわらず，裁判所が心神耗弱と認定することを是認するために登場したものといえる。この最高裁決定は，現在でも刑事裁判の先例として機能している。この総合判断に際して，刑事精神鑑定の標準化を目的として厚生労働省の研究班が作成したいわゆる7項目による判断が実務上，広く行われている。もっとも，このいわゆる七つの着眼点は，責任能力の有無や程度を判断する基準ではなく，このうちいくつ満たすと責任能力がある・ないといった用い方をするものではないことに留意する必要がある。

以下では，クレプトマニアの責任能力の観点から，七つの着眼点について概説したい。

A．動機の了解可能性の有無

この点，窃盗罪は利欲犯であるから，その面に着目すると，原則として了解可能な動機があるということになってしまいかねず，慎重な検討が必要である（長野地裁上田支部2013（平成25）年2月18日判決）。

筆者は，動機の了解可能性の判断に際しては，単に，被害品の経済的効用と被告人の使用目的から動機が了解可能とするのではなく，その者の置かれた刑事手続き上の立場（執行猶予中であるとか，服役経験がある等）や，経歴，職業，資産等の事情を総合的に考察して，万引きにより得られる利益が逮捕されるリスクと釣り合うか否かという観点から動機の了解可能性を検討するべきであると考えている。

B．犯行の計画性，突発性，偶発性，衝動性の有無

クレプトマニアや摂食障害患者の繰り返す万引きの場合，店舗内で商品を発見したことを契機に万引き衝動が惹起されることが多い。この場合，突発的，偶発的，衝動的な犯行であり，計画性はない。弁護人としては，被告人からいつ犯意が生じたのかをほかの窃盗事件以上に慎重に聴取する

必要がある。

Ｃ．行為の意味・性質・反道徳性・違法性の認識の有無

クレプトマニアや摂食障害者の盗癖の場合，この項目の認識に従って自己の行動を制御する能力の存否・程度が問題となっているのであるから，この項目に関する認識は存在することが前提である。よって，クレプトマニアや摂食障害者の盗癖の場合，この項目を重視することは不合理である（上述の長野地方裁判所上田支部2013（平成25）年2月18日判決，東京高等裁判所第5刑事部2013（平成25）年7月17日判決等）。

Ｄ．精神障害による免責可能性の認識の有無

免責の期待またはそれゆえの安心感のようなものが存在した場合，行動制御能力の存在を推認できるという裁判例もある。

ただ，被告人が微罪処分ないし不起訴処分だけではなく，有罪判決を受けたり，服役経験がある場合には，被告人において，免責の期待は相対的に低くなるはずである。よって，この項目の適用にあたっては，被告人がクレプトマニアや摂食障害を理由とする免責の期待またはそれゆえの安心感によって犯行に及んだことをうかがわせる証跡があるか否かを慎重に検討するべきである。

Ｅ．元来ないし平素の人格に対する犯行の親和性の有無

被告人が窃盗症を発症する以前の生活歴・犯罪歴，万引き事件以外に触法行為があるか否か，平素から再犯防止の措置を試みていたか否かを検討して判断するべきである。例えば，被告人において，摂食障害発症以前には万引きやほかの触法行為がなく，発症後も再犯防止の措置を試みていた場合，当該犯行は，元来ないし平素の被告人の人格とは親和性を欠くというべきである。

Ｆ．犯行の一貫性・合目的性の有無

この要件には，犯行の一貫性・合目的性の欠如が，事理弁識能力および行動制御能力の欠如，減退を推認させるという消極的要件の性質があると解されている。それでは，それを超えて，犯行の一貫性・合目的性の存在が，事理弁識能力，行動制御能力の存在，完全性を推認させるということができるか。

この点，目的・動機の決定・設定過程と，決定・設定された目的・動機を実行する過程は，観念的に区別される。また，全く了解不能な動機に基づいて実行することが決定された犯行が，実行そのものは全く冷徹に遂行されることがあり得ることを考慮すると，行動制御能力は，決定・設定過程にのみ作用すると考えるのが論理的・合理的である。そうであれば，実行過程における一貫性・合目的性の存在が，決定・設定過程における行動制御能力の作用を何ら保証するものでもなく，推認させる関係にはないということができる。

よって，万引き行為そのものが一貫性・合目的性をもって遂行されたという事実があっても，その事実から，万引きをしようという決断が行動制御能力の下に下されたものだということができるとは限らない。

もっとも，上述した長野地裁上田支部2013（平成25）年2月18日判決は，上記の理を確認しながらも，目的・動機の決定・設定過程とその実行過程は，観念的には峻別されるとはいっても，事実的には，両者は同時的に，一体的に進行するものであるから，後者における合理性（犯行の一貫性・合目的性）は前者における合理性（制御能力の支配下にあること）をある程度推測させるという関係にあるとする。もっとも，その程度の大きさは不明であり，前者の存在から直ちに後者の存在を推認できるとまではいえないと判示する。いずれにせよ，この着眼点を過剰に評価することは許されない。この点に関連して，七つの着眼点には以下の注意書きがある。

「何らかの犯行を成し遂げているということになれば，何らかの点で合目的な行動をとることができている——例えば，完全に妄想のみに由来する病的な目的を達成するための犯罪であっても，その行動には合目的性が必ず見出されるものである。つまり，合目的性を過剰に評価することは厳に避けなければならない。」[2]

また，WHOによる国際的な診断ガイドラインであるICD-10によると，クレプトマニア患者による万引きの態様は，「通常，何らかの身を隠す試

---

[2] 他害行為を行った者の責任能力鑑定に関する研究班編『刑事責任能力に関する精神鑑定書作成の手引き 平成18～20年度総括版（ver.4.0）』21頁，2009.

みがなされるが，そのためにあらゆる機会をとらえようとするわけではない」[3] との記述があり，衝動制御の障害であるクレプトマニアに罹患した者も窃盗行為時に一定の犯行発覚回避行動をすることが明記されている。

さらに分析すると，犯行の一貫性や合目的性という概念は，犯行遂行能力に関するものであり，車にたとえると，「アクセルやハンドル」の能力である。他方，そもそも，責任能力の有無・程度で問題となる行動制御能力とは，是非善悪の判断に従って当該犯行を思いとどまる能力のことであり，車にたとえると，「ブレーキをかける」能力にほかならない。両者の能力は全く別方向・別次元の能力であり，前者の能力があるから後者の能力もあるという議論は非論理的である。

以上検討したところによると，例えば，人気のない通路に移動してから未精算の商品をバッグに隠す行為や，一部商品を精算する行為，周囲を見回す等の行為があったとしても，このような通常の万引き行為に伴うルーティン化された犯行発覚回避行動をしていることをもって，合目的的な犯行態様であるから責任能力があるといった結論を導くことは不合理であることは明らかである。

G．犯行後の自己防御・危険回避行動の有無

例えば，被告人が被害店舗の建物を出た直後に警備員に検挙されてしまった場合，被告人に自己防御・危険回避行動（逃走や罪証隠滅行為）に出る時間的余裕はなかったものとして，この要件については判断不能となる。なお，この点に関連して，被告人が警備員に対し，自己の犯行を潔く認めており，この時点では，行動制御能力に服した行動をとっている事実が認められても，犯行時点と検挙後の時点の間には，犯行の発覚・検挙という事実があるから，上記事実が犯行時における行動制御能力の存在を推認させるとはいえない（上述の長野地裁上田支部2013（平成25）年2月18日判決）。

*

以上の検討から明らかなとおり，上記7項目は，事理弁識能力は保持さ

---

3) 融道男・中根允文・小見山実・岡崎祐士・大久保善朗監訳『ICD-10 精神および行動の障害—臨床記述と診断ガイドライン（新訂版）』223頁，医学書院，2005.

れており，行動制御能力が喪失ないし減退しているクレプトマニアの場合に完全に適合するものではない。そのため，クレプトマニア事案の場合には，意味のない項目まで形式的に当てはめることがないように特段の注意が必要である。

⑤ 控訴審について

⑦ 裁判例の紹介

《事案の概要》

同種事犯の執行猶予期間中に摂食障害とクレプトマニアに罹患した30代女性の被告人が同じ日にわずか30分の間に三つの店舗で，おにぎり等合計23点（販売価格合計5354円）を万引きした，という窃盗3件の事案である。原審の前橋地方裁判所高崎支部判決は，懲役10月の実刑判決であった。控訴審から筆者が弁護を担当した。東京高等裁判所第8刑事部2013（平成25）年11月1日判決は，下記のとおり判示し，原審判決を破棄し懲役10月執行猶予4年保護観察付きの判決を言い渡した。

《判決要旨》

原判決が指摘するとおり，被告人は，わずか約30分の間に，複数の店舗で次々と商品を窃取しており，被害額も少額ではない。しかも，被告人は，罰金刑に処せられた後，執行猶予に処せられたのに，その猶予期間中に本件各犯行を行った。

被告人は摂食障害およびクレプトマニアと診断されており，本件各犯行には，これらによる行動制御能力の減退が影響していることは否定できないものの，被告人は，専門病院で上記診断を受け，治療を開始していたのに，治療を中断する等のなかで，上記各前科にかかる窃盗事件を起こし，前刑の判決後には通院を再開したものの，入院治療を拒否し，通院も3か月程度でやめていた。

そうすると，原判決が，被告人が事実を認めて反省の態度を示していること，入院の仮予約を行うなど，更生に意欲を示していること，上記のように，本件各犯行には摂食障害およびクレプトマニアからくる行動制御能力の減退の影響を否定できないこと，被害品は食品3点以外は各被害店舗

に還付され，その被害弁償も済んでいること，母親が被告人の更生に協力する旨証言していること，本件が確定すれば，上記執行猶予が取り消され，併せて服役することになるなど，被告人のためにくむべき事情も十分に考慮したうえで，被告人を懲役10月に処した原判決の量刑は，その宣告時点でみる限り，重すぎて不当であるとはいえない。

ところで，被告人の治療の中断には，その障害に対する継続的な治療が可能な医療機関が限られていることや上記病院への通院が時間的，経済的な事情で難しかった等の事情が影響していたところ，被告人は原判決後，さらに反省をし，自己の摂食障害およびクレプトマニアに対する認識を深め，治療を継続的に受ける必要性が高いことを理解し，現に，原判決後に上記病院に入院したこと，これまでの入院後の治療経過を見ると，被告人は，積極的かつ熱心な態度で取り組み，治療プログラムに欠かさず参加し，心の平安を取り戻しつつあること，被告人の両親は，経済的に苦しいなか，親族の援助を得るなどして被告人の入院費用を捻出し，今後も被告人の治療に協力する意向を固めていることが認められる。

そこで，あらためて検討すると，本件各犯行は万引きの事案であり，被害弁償等も済んでいるなど，窃盗としてはさほど犯情の悪い事案ではなく，また，その各犯行は，摂食障害に併発しやすいクレプトマニアの症状であることは前述のとおりであるから，このように被告人の治療体制が整えられ，被告人自身も治療に意欲的に取り組んでいることからすれば，その治療を継続させることは，再犯を防止し，被告人に改善更生を図るという刑政の目的にもかなうものといえる。もとより，いまだその障害に対し顕著な改善効果のある治療法が確立しているわけではなく，一般的には再犯を完全に抑止することは困難であるとはいわれているが，継続的に専門的治療を受けさせることが万引きの防止に一定の効果があると認められていることからすれば，刑執行猶予期間中の犯行であることを考慮しても，現段階では，被告人やその関係者の治療への強い意欲を評価し，被告人に対して，今一度，その障害を克服して社会内で更生する機会を与えることが相当であると言える。したがって，原判決後の情状に前記のくむべき事情を併せ考慮すると，現時点においては，情状に特に酌量すべきものがあり，

再度の執行猶予を付さなかった点において，原判決の量刑は重すぎるに
至ったものと認められる。

■ 控訴審の構造と現状

　わが国では，刑事訴訟の控訴審は事後審制を採用している。その意味は，
控訴審では，裁判を一からやり直すのではなく，当事者の控訴趣意書の内
容を踏まえ，原審の判決の当否を判断する建前であるということである。
そのため，控訴審では，必ずしも事実取調べがなされるわけではなく，新
たな事実調べが不要と判断されれば，第1回公判期日は5分で終了し，次
回期日は判決言い渡しということもしばしばである。控訴の認容率も極め
て低い。特に，近時は，裁判員裁判の影響により，控訴審において1審判
決を尊重するという傾向が顕著となっている。

　そのため，弁護人は，「控訴審もある」という考えはもたず，第1審で
主張立証を尽くさなければならない。

　控訴審において原判決を破棄する場合，上記アで紹介した裁判例のよう
に，「原判決の量刑はその言渡しの時点においてみる限り不当ではないが，
控訴審判決時点においては重すぎることになった」として破棄自判するこ
とが少なくない。よって，控訴審を担当する弁護人としては，原判決の事
実誤認や量刑不当を論じるだけでなく，原判決後の被告人に有利な情状を
も積極的に控訴審で主張立証するべきである。

　原審で被告人が保釈されていた場合，原審の実刑判決時に保釈の効力が
喪失し，被告人は身柄を拘束されてしまう。この場合，速やかに再保釈請
求をし，被告人の入院治療を再開させ，原判決後の入院経過・回復状況を
主治医の意見書という形で証拠化することが重要である。

　筆者が弁護を担当したクレプトマニアの控訴審における逆転執行猶予判
決事案としては，上記の東京高等裁判所第5刑事部2013（平成25）年7
月17日判決，東京高等裁判所第8刑事部2013（平成25）年11月1日判
決のほか，東京高等裁判所2011（平成23）年8月16日判決，東京高等
裁判所第10刑事部2016（平成28）年12月13日判決などがある。また，
前述のとおり，保護観察付き執行猶予期間中の同種再犯事案において原審
松戸簡易裁判所が言い渡した罰金50万円の判決を維持した東京高等裁判

所第2刑事部2016（平成28）年5月31日判決もある。いずれの高裁判決もクレプトマニアが当該犯行に与えた影響の内容を正しく認定したうえ，被告人の行為責任の程度，治療意欲や効果，再犯防止環境の整備等を踏まえて適正な量刑判断を行ったものと評価できる。

2　理想の刑事司法体系

(1)　従来の刑事司法体系

　上記Ⅰで述べたことから明らかなとおり，従来の刑事司法体系では，被告人は裁かれる対象である。また，検察官と弁護人は対立する当事者である。検察官は，被告人を刑事施設に収容することに心血を注ぐ。他方，弁護人はあらゆる知識と技術を駆使して被告人の刑事施設収容を回避しようとする。そして，裁判所は，受動的な機関として，当事者の主張と提出された証拠に基づいて「被告人の有罪・無罪」，および有罪の場合には刑罰の種類を選択し量刑の判断をする。

(2)　理想的な刑事司法体系

　筆者は，日々の弁護活動を通じて，依存症としてのクレプトマニアの根深さを実感している。前述したとおり，クレプトマニア事案の特質として，執行猶予中の再犯が多い。また，保護観察付き執行猶予中で発覚すれば執行猶予は法律上付かないにもかかわらず，万引き再犯に至る者もいる。さらに，実際に過酷な服役を経験した者が出所後に万引き行為に至ることも少なくない。

　このようなクレプトマニア患者の特質に鑑みると，従来の刑事司法体系は被告人の再犯を防止する制度としては限界があるように思われる。刑事裁判の実施や刑事施設への収容には税金が投入されている。しかし，刑事施設では当事者のみの集団ミーティング療法や近時注目されている条件反射制御法などの効果的な依存症治療を実施することは現実問題として極めて困難である。一部の刑務所（一部の刑務官）が再犯防止のために治療的アプローチを取り入れて孤軍奮闘しているのが現状である。多大な税金を投入してクレプトマニア患者たる被告人を刑事施設に収容したにもかかわ

らず，実効的に再犯を防止できないのであれば，従来の刑事司法体系は，被告人のためにも社会のためにもならない。「応報こそ裁判による刑罰の目的そのものである」というカント的な古典的応報理論は現在では通用しない。

　以上の次第であり，筆者は，薬物依存に対するアメリカのドラッグコート類似の制度をクレプトマニア事案にも導入するべきであると考えている（以下，仮に「クレプトマニア法廷」と呼称する）。

　具体的には，被告人は裁かれる者という立場から，疾病を克服する者，あるいは治療対象者として位置づけられるべきである。被告人は，通常の裁判を受けるか，それとも，クレプトマニア法廷に参加するか選択できることを告知され，いずれかを選択することができる。被告人がクレプトマニア法廷への参加を選択した場合，検察官と弁護人は対立する当事者という関係を解消する必要がある。両者とも敵対するのではなく，裁判所を含めた三者で協力して被告人の疾病克服を支援する役割が与えられる。弁護人は，依頼人たる被告人を刑事施設に収容させないために努力するという従来の姿勢から，より高次の目的である盗癖問題を解決することを依頼人に促すという役割を担うことになる。イメージとしては少年事件の付添人に近いかもしれない。他方，検察官は，前科のある被疑者を起訴して刑事施設に収容することに心血を注ぐのではなく，捜査段階において，専門医に意見を求め，「万引き衝動に抵抗できないことが繰り返されている」等のクレプトマニアの診断基準に該当することが判明した場合は，通常の裁判所ではなく，クレプトマニア法廷に事件を送致する。この事件送致については，検察官には広範な裁量は与えられない。医学的介入が必要な不合理な万引きを繰り返している者がクレプトマニア法廷に漏れなく参加することができるよう適切な運用がなされる必要がある。

　上記のクレプトマニア法廷においては，裁判官は，従来のように受動的な立場から一転して積極的・能動的な役割を担うことになる。裁判官は，専門家の意見を聴きながら，被告人が疾病性を克服するために必要な入院治療等の措置を被告人に命じ，あるいは促すことができる。一定期間の入院治療あるいは外来治療プログラム等を実施した後，裁判官は，被告人の

主治医から医学的レポートを受け，被告人と面談をしたうえで，被告人の治療意欲の定着や治療効果を確認して懲役刑などの刑罰を免除したり，保護観察付きの執行猶予判決を言い渡す。クレプトマニア法廷の制度導入後は，保護観察官の役割も大幅に変更される。現在，クレプトマニアに対する知識に乏しい保護観察官が対象者に対して繰り返し就労指導をすることがある。対象者が保護観察官の指導に従った結果，就職して治療から遠ざかり，仕事のストレスで再犯に至ってしまうケースが多数報告されている。また，そのような経過のなかで保護観察中に再犯に至った事案において，保護観察所が刑の執行猶予の言渡しの取消申出をする例もある。

クレプトマニア法廷の制度が導入された場合，保護観察官はその機能を根本的に変える必要が生じる。また，クレプトマニアの基本的知識を身につけるための研修を実施することも重要である。

さらに，司法機関は，病院や精神科医との連携を図り，研修を実施して，クレプトマニア法廷の実施のための人員を確保する必要がある。

以上のクレプトマニア法廷の制度は，当然，ほかの依存症関連事犯，特に，薬物事犯に応用が可能であり，日本版ドラッグコートの創設も考えられる。

3　弁護士の役割

クレプトマニアや摂食障害を抱えた窃盗常習者の弁護に携わる弁護士は，単に不起訴を獲得したり，執行猶予を獲得したりするだけが仕事ではなく，再犯防止のために治療環境を整え，依頼者を治療につなげるところまで意識的に取り組むべきである。裁判等でよい結果を得るのはあくまで手段に過ぎない。患者本人や家族の真の願いは，盗癖からの回復であり，病気に振り回されないふつうの生活を取り戻すことである。クレプトマニア患者が回復すれば店舗の万引き被害もその分減少するだろう。刑事施設の維持費もその分減少する。弁護人の弁護活動が依頼者のみならず社会のためにもなるのである。

クレプトマニアの回復のための環境整備をすること，これこそがクレプトマニア患者の刑事弁護に携わる弁護士の職責である。

＊

　筆者は，2014（平成26）年の年末にクレプトマニア回復支援団体であ
る一般社団法人アミティを立ち上げた。アミティは不起訴や執行猶予判決
を得たクレプトマニア患者の回復支援のみならず，受刑中の患者に対する
接見や受刑後に患者を治療施設につなげるなどの活動をしている。また，
アミティの理事が公判廷に出廷するなどして，今後の回復支援を誓約した
ことも有利な情状として考慮され，再度の執行猶予判決が下された事例も
複数ある。
　今後も医療や福祉と連携して実効的な回復支援を継続していきたいと考
えている。

第4節 法律学の立場から

沢登文治

1 法律学におけるクレプトマニアの扱い

本節では，法律学，刑事法および刑事政策の観点，より広くは憲法の観点から，クレプトマニアの人々に対して，いかなる援助が可能かを考察することを目的とする。

法律学においては，クレプトマニアという用語は用いられておらず，常習累犯窃盗という用語が最も近似的なものである。ただし常習累犯窃盗は，心理的または精神的な原因によって発生する窃盗を意味するものではなく，単に，法律上の定義に適合するか否かによって決められる。この点について，はじめに明確にしておきたい。

「盗犯等ノ防止及処分ニ関スル法律」（昭和5年5月22日法律第9号）第3条は，過去10年以内に窃盗罪で3回以上，懲役6か月以上の刑の執行を受けた者またはその執行の免除を得た者につき，同法第2条を適用し，懲役3年以上とする旨，規定している[1]。これに刑法第56条第1項，第57条および第59条に基づき累犯加重されるので，処断刑の上限は20年となる。通常の窃盗に対する刑罰は，刑法第235条により懲役10年以下とされ，下限は設定されていないことを考えると，窃盗を繰り返す者に対する

---

1) 　第二条　常習トシテ左ノ各号ノ方法ニ依リ刑法第二百三十五条，第二百三十六条，第二百三十八条若ハ第二百三十九条ノ罪又ハ其ノ未遂罪ヲ犯シタル者ニ対シ窃盗ヲ以テ論ズベキトキハ三年以上，強盗ヲ以テ論ズベキトキハ七年以上ノ有期懲役ニ処ス
　　　一　兇器ヲ携帯シテ犯シタルトキ
　　　二　二人以上現場ニ於テ共同シテ犯シタルトキ
　　　三　門戸牆壁等ヲ踰越損壊シ又ハ鎖鑰ヲ開キ人ノ住居又ハ人ノ看守スル邸宅，建造物若ハ艦船ニ侵入シテ犯シタルトキ
　　　四　夜間人ノ住居又ハ人ノ看守スル邸宅，建造物若ハ艦船ニ侵入シテ犯シタルトキ
　　第三条　常習トシテ前条ニ掲ゲタル刑法各条ノ罪又ハ其ノ未遂罪ヲ犯シタル者ニシテ其ノ行為前十年内ニ此等ノ罪又ハ此等ノ罪ト他ノ罪トノ併合罪ニ付三回以上六月懲役以上ノ刑ノ執行ヲ受ケ又ハ其ノ執行ノ免除ヲ得タルモノニ対シ刑ヲ科スベキトキハ前条ノ例ニ依ル

法定刑が相当に引き上げられていることが分かる。また，通常の窃盗については2006（平成18）年の改正により，50万円以下の罰金刑も選択できるようになった。窃盗に対する懲役刑は，初犯につき懲役10か月が相場であることを考えると，裁判で懲役刑の判決を受ければ，たいてい10か月以上だから，過去10年に3回裁判を受ければ，ほぼ確実に刑期は断然長いものとなる。

このように，単なる窃盗とは異なり，繰り返し窃盗を行う常習累犯窃盗に対しては，長い懲役刑を科すという仕組みなのだが，その理由は，犯罪を繰り返す者に対する社会的非難が増大するので，その懲役刑を通常の窃盗より長期のものとすることが合理的だからである。さらにもう一つの理由は，「常習犯人に対し短期の懲役刑では何らの効果もないから，できるだけ長期の懲役刑により改過遷善させることを図」らなければならないからである[2]。であれば，以下の本節後半で見るように，常習累犯窃盗の受刑者に対して，どのような「改過遷善」がなされているのか，つまり刑務所において実施されている改善指導を検討する必要があろう。

その検討に入る前に，第一に，窃盗および常習累犯窃盗犯の発生の現状（正確には認知件数等）を，『犯罪白書』に示されたデータに基づいて把握し，第二に，受刑中に得られる再犯防止を目的とする特別改善指導を概観する。そのうえで，第三に，このような施策に関する今後の課題を論じたい。

2 窃盗の認知件数および検挙件数等の現状

窃盗犯に対する国家および社会の対処が非常に重要と考えられる最大の理由は，発生する犯罪数全体における，窃盗の件数の割合がとても高いことである。2016（平成28）年における一般的な刑法犯の認知件数99万件余りのうち，72.6%の72万件余りが窃盗である。したがって，犯罪発生件数を減らして，社会の治安を改善するためには，このような窃盗の割合を縮小することが重要ということになる。

---

2) 田邉信好「常習累犯窃盗罪についての実情と刑事政策的課題」『ジュリスト』No.929, p.54.
（1989.3.15）

また，窃盗のうち検挙されたのは，件数としては20.8万件余りで，認知件数約72万件の28.9％でしかない。要するに，発生した（ことが把握された窃盗事件の）3割弱程度の事件しか，検挙されていないということだ。これは，器物損壊の検挙率9.5％に次ぐ，低い検挙率である。

これに関連する窃盗のもう一つの特徴は，これは数値上も器物損壊と共通するものだが，窃盗で検挙された人の数，検挙人員と検挙件数との差が非常に大きく，検挙人員は検挙件数の55％程度だということである。2016（平成28）年においては，検挙件数20.8万件余りに対して，検挙人員としては11万人余りである。殺人や強盗などを含む一般的な刑法犯の全体では，これが約67％であるから，窃盗に関して有意に検挙人員と検挙件数との差が大きいといえる。つまり，窃盗は，一人の犯人によって，複数の実行がなされる傾向が強い犯罪であるということになる。痴漢など，問題性が高く，また，習慣性も強いとされる強制わいせつも67％程度である。

また，窃盗の検挙率が28.9％と低いことはさきほど触れたが，検挙された窃盗のうちでは，その手口は万引きに大きく偏っている。窃盗で検挙された11万人余りのうち，万引きで検挙されたのは7万人弱であるから，検挙された人員全体の約6割が万引きということだ[3]。特に，女性に限定した統計では，万引きの率が非常に高く，89.9％である。つまり，窃盗での検挙のうち，ほぼ9割が万引きによるものということになる[4]。ちなみに，2014（平成26）年版『犯罪白書』は「窃盗事犯者と再犯」という特集を組んでいるが，そこに示されたデータによると，万引きの検挙率は，車上ねらいや自動車盗など，窃盗の主な手口別の窃盗のなかで最も高く，77.1％である。車上ねらいの検挙率が22.6％，自動車盗のそれが36.5％であることと比較すると，かなりの高率で検挙される手口であるといえよ

---

[3] ところが，窃盗の認知件数約72万件のうちでは，万引きは15.6％でしかない。ちなみに，認知件数で一番多い手口は，自転車等の32.7％である。法務省法務総合研究所編『平成29年版 犯罪白書』「窃盗 認知件数の手口別構成比」参照。

[4] 法務省法務総合研究所編『平成26年版 犯罪白書』第6編第4章「特別調査」参照。また，一般刑法犯の検挙人員に占める万引きの割合も女性は高く，男性の24.1％に対して，64.4％であることから，女性の起こした一般刑法犯（検挙人員）全体のなかでの重要課題と考えられよう。(http://hakusyo1.moj.go.jp/jp/61/nfm/n61_2_6_4_0_0.html)

う[5]。しかしこれはごく当然のことで，スーパーやコンビニエンスストアで万引きをするのが万引きであり，そのような店舗には防犯カメラなどが設置されているから，犯人の顔など身体的特徴がはっきりと証拠として残されているからである。これに対して車上ねらいや自動車盗は，そのような防犯設備の完備されていない場所で起こりやすい，あるいは犯人はそのような設備がないところで実行するであろうから，窃盗事件として認知されても犯人検挙に至る可能性は低くなるのである。

　それでは，そのように高率で検挙されるのが万引きであるが，これを引き起こした約7万人について，どのような手続がその後取られるのか。42.9％が[6]，微罪処分といって，刑事訴訟法第246条に基づき，検察官があらかじめ指定した犯情の特に軽微な窃盗等について，司法警察職員（一般的に警察）が検察官に送致しないとする処分となっている。つまり，警察に検挙されたものの，その次の手続である検察官への送致はされずに，警察で半数弱は釈放されている。このような微罪処分が，一般刑法犯の全検挙人員に占める比率は，2015（平成27）年には29.4％[7] であるから，やはり万引きについては，相当高率でこの微罪処分が利用されている。この段階での対処の方法，支援の仕方については，最後に課題として提起したい。

　次に，窃盗の特徴としてよくいわれるのは，再犯率が高いことである。窃盗で検挙された者の再犯者率は，約48％であるから，約半分の者はすでに過去に何らかの犯罪で検挙された経験があることになる。再犯者率とは，例えば2015（平成27）年1年間に窃盗で検挙された約13万人のうち，何割ぐらいの者が過去に，道路交通法違反を除く犯罪により検挙されたことがあるか，という統計になるので，再犯者とされる約48％の者が，必ずしも前にも窃盗を行って検挙されたということを意味しておらず，ほか

---

5)　同前。また，2017年に公表された『窃盗事犯者に関する研究』は，法務省HPからダウンロードできる（www.moj.go.jp/housouken/housouken03_00090.html）。
6)　同前，6-2-1-11図「窃盗　微罪処分人員・微罪処分率の推移」（http://hakusyo1.moj.go.jp/jp/61/nfm/images/full/h6-2-1-11.jpg）参照。
7)　法務省法務総合研究所編『平成27年版 犯罪白書』第2編第1章1「検察庁における手続」（http://hakusyo1.moj.go.jp/jp/62/nfm/n62_2_2_1_0_1.html）参照。

の犯罪で検挙されたのかもしれない。そこで，窃盗で検挙された約13万人のうち，前にも窃盗を起こした者がどのぐらいの割合なのかについては，「同一罪名有前科者（窃盗による前科を有する者）」の人員を調べなければならない。すると，窃盗全体としては20.6％，万引きは若干高く，21.0％である[8]。前科何犯かについては，これも窃盗全体と万引きとの間に大差はなく，1犯が約46％，2犯が約23％，3犯が約13％という具合である[9]。

　これを，ほかの一般刑法犯と比較すると，驚くことに，実はそれほど大差がないことが分かる。一般刑法犯の再犯者率は，約46.7％[10]であり，窃盗で検挙された者の再犯者率約48％と大差はないのである。

　ところが，微罪処分ではなく送検され，公判で実刑判決を受けて2015（平成27）年中に窃盗で全国の刑務所に入所した6238人のうち，それが初めてではなく再入であった者（男）の総数は3898人であったが，そのうち約74％の2889人は，その前に，刑務所に収容された原因（前刑罪名）は，やはり窃盗であった[11]。つまり，窃盗で検挙された者の再犯者率は約50％だが，その後の手続で刑務所まで行きつく者は，そこから何回か窃盗を繰り返した者に絞られるため，刑務所の再入率は窃盗犯については約7割と，高くなるのである。

　それでは，刑務所で懲役刑の執行を受け，刑期の満期を迎え，または仮釈放で出所した後，残念ながら5年以内に再び刑務所に戻って来る者はどれぐらいいるのか。これを再入率というが，満期釈放で出所した者および仮釈放で出所した者を合わせた全体としては39.5％である[12]のに対し，

---

8) 法務省法務総合研究所編『平成26年版 犯罪白書』6-2-1-13図「窃盗 同一罪名有前科者の成人検挙人員・同一罪名有前科者率の推移」(http://hakusyo1.moj.go.jp/jp/61/nfm/images/full/h6-2-1-13.jpg) 参照。

9) 同前。

10) 同前，4-1-1-1図「一般刑法犯 検挙人員中の再犯者人員・再犯者率の推移」(http://hakusyo1.moj.go.jp/jp/61/nfm/images/full/h4-1-1-01.jpg) 参照。

11) 『2016年 矯正統計』16-00-59表「再入受刑者の前刑罪名別 再入刑罪名」参照。なお，2015（平成27）年の窃盗による刑務所受刑者数6238人については，『平成28年版 犯罪白書』参照。

12) 前出4)，『平成26年版犯罪白書』4-1-3-4図「出所受刑者の出所事由別累積再入率 ①5年以内」参照。なお，「同②10年以内」によると，10年以内に再入する者の割合は，48.6％であるから，ほぼ半数が10年以内に刑務所に戻って来ることになる。(http://hakusyo1.moj.go.jp/jp/61/nfm/images/full/h4-1-3-04.jpg)

窃盗で入所し釈放された者の5年以内再入率は47.4%である。最も高いのは49.8%の覚醒剤取締法違反である[13]。いずれにせよ，この点に特に焦点を合わせると，窃盗は刑務所での矯正率（または矯正可能率）が低い，平たくいえば再犯率・再入率が高い犯罪ということになる。

　では，法律学的にクレプトマニアに最も近似的な概念であると思われる常習累犯窃盗については，どのようなことがいえるだろうか。

　『平成26年版　犯罪白書』第6編第4章特別調査第2節2によると，窃盗事犯者について2011（平成23）年6月中に有罪判決が確定した2421人を調査対象とし，そのうち，窃盗罪の既遂が91.4%，窃盗未遂は2.1%，そして，常習累犯窃盗は6.4%であったとする。つまり，窃盗で有罪判決を受けた者のなかでの割合は，それほど大きなものではないようである。

　次に，そのように，常習累犯窃盗罪で有罪判決となった場合の刑罰については，先述のように，3年以上の懲役というのが法定されている。ところが，少々古い文献ではあるが，それによると，大阪地裁で1987（昭和62）年4月から1988（昭和63）年8月までに常習累犯窃盗罪で有罪判決を言い渡された225人を調査した結果，法定刑通り懲役3年以上の言い渡しを受けた被告人は107人，酌量減軽されて懲役3年未満の言い渡しを受けた者は118人と，過半数が法定刑未満である。また，法定刑下限の懲役3年の言い渡しは49人であるから，懲役3年以上となった107人の半分弱は，下限の刑の言い渡しであったことになる[14]。

---

13) 同前，4-1-3-5図「出所受刑者の出所事由別5年以内累積再入率（罪名別）」(http://hakusyo1.moj.go.jp/jp/61/nfm/images/full/h4-1-3-05.jpg) 参照。

14) 田邊前出2），54頁。なお，参考までに，特定の一人に着目した事例データとして法制審議会に示された資料によると，80歳（男）は，2006（平成18）年の時点で，入所度数30回，通算在所期間48年3月である。これら30回の入所のうち，10回は常習累犯窃盗，10回は窃盗のみ，3回は窃盗とほかの罪名による入所である（その他，強盗未遂，強姦致傷，強姦未遂，傷害，器物損壊等）。常習累犯窃盗による10回の入所の1回当たり平均刑期は，2年3.5月であった。また，窃盗のみで入所した10回の1回当たり平均刑期は，10.9月であった。したがって，常習累犯窃盗で入所した場合の平均刑期は，窃盗のみで入所した場合の平均刑期の約2.5倍の長期になっていた。「法制審議会 被収容人員適正化方策に関する部会 第2回会議議事録（平成18年11月2日（木））」(http://www.moj.go.jp/SHINGI/061102-1-1.txt)，および，その添付資料「多数回入所者に関する事例（1）」(www.moj.go.jp/content/000005224.pdf) 参照。また，窃盗で2013（平成25）年中に刑務所に入所した懲役刑受刑者2万2631人の刑期のうち，最も人員が多いのは，1年を超え2年以下の範囲で

このような状況について検討するために，この文献は，下限を割っている判決を調査し，酌量減軽できない状況であるにもかかわらず裁判所がこれを行い，したがって半数以上が懲役3年未満となっていた，とする。そして，前述，盗犯等ノ防止及ビ処分ニ関スル法律第3条が，懲役3年以上に法定刑を引き上げている主旨は，単に加重処罰のためだけではなく，「犯罪から社会を防衛し，かつ本人の将来の社会復帰を目指して，相当長期間に渡り根気強く矯正保護の手段を講じていく必要があるという思想」[15]にあるという。さらにこれを，「より機能的に運用するには，…宣告刑をできるだけ長期の懲役刑にし，弾力的運用の幅を拡大した上，受刑者を計画的・個別的に処遇していくのがよい。…短期間の懲役刑では，制度の効果的な運用ができないのではないかと懸念している」と述べる。そして，「窃盗1件のみで懲役3年にも処するのは酷であるという」のは「単なる感傷」で「犯罪と刑罰との均衡に拘泥し何ら刑罰目的のない堕落した責任主義にほかならない」[16]と批判する。そうであれば，受刑中に相当しっかりとした再犯防止のための矯正教育等がなされなければならないが，果たしてそのような体制になっているのか。次項で検討するが，刑務所においても，さまざまな努力は継続されているものの，必ずしも数量的にも充実しているとはいえないのが現状である。とすると，常習累犯窃盗について，長期の懲役刑を求める理由は，単に加重処罰および社会防衛に尽きるということになろう。果たして，再犯者率の高さを見るに，懲役刑の加重処罰が出所後の社会防衛に貢献しているのだろうか。

　以上，窃盗をめぐる現状をデータに基づいて概観してきたが，要するに，窃盗は，発生（認知）件数，検挙件数，検挙人員，刑務所入所人員，再入率等，ほぼすべてにおいて最多・最高の犯罪類型であるから，社会は，常習累犯窃盗を含む窃盗罪に焦点をあてて，その再犯防止に努めるべきだと

37.2％を構成する。次に多いのは2年を超え3年以下で23.4％，次いで6月を超え1年以下の16.7％である。法務省「施設別 新受刑者の刑名・刑期（表番号13-00-19）」『2013年 矯正統計』(http://www.e-stat.go.jp/SG1/estat/List.do?lid=000001120338) 参照。このことからしても，3年を超える懲役刑は，窃盗に関する実態においては，相当の長期の刑罰であると考えられる。

15) 同前，57頁。

16) 同前。

いうことになる。にもかかわらず，おそらくは，窃盗の人身への危険度が，殺人や傷害，強盗や強制性交等などの凶悪犯罪に比べて低いために，それほど真剣に取り組まれてはこなかった。しかし，上述のように，窃盗を繰り返す数多くの人々が存在し，その人々が，最初は微罪処分で済まされながらも，最終的には刑務所の出入りを繰り返すような生活になっていると考えられることから，社会の治安の問題だけでなく，それら人々の生きる自由と権利の問題としてとらえなければならないのではないだろうか。

　そのような観点から，以下本節では，対策としてどのようなことが考えられるのか，政策的な観点を含む，法律学の観点から考察したい。

3　懲役刑受刑者の処遇（分類調査→刑務作業＋矯正処遇）

　2015（平成27）年中に窃盗で全国の刑務所に入所した人員は6238人，2016（平成28）年は5926人（ただし男性）であるが，彼らに対する刑務所での処遇は，どのように決定されるのか，概説しよう。

　各刑務所に送られてきた窃盗犯を含む全受刑者は，処遇調査といって，各受刑者の資質および環境の調査を実施する。これは，医学，心理学，教育学，社会学その他の専門的知識および技術を用いて行う科学的な調査である。その調査結果を踏まえて，処遇指標を指定する。つまり，犯罪傾向が進んでいない者にはA指標を，進んでいる者にはB指標を付し，それぞれ異なる施設において異なる処遇を受ける。A指標は1万1056人，B指標は2万1866人（ただし2016（平成28）年12月31日現在）である。

　そのほか，この調査において，受刑者の属性，つまり，精神疾病または障害があるため医療を主として行う必要がある（P指標）であるとか，日本人と異なる処遇（通訳・翻訳など）をする必要がある外国人である（F指標）とか，刑期が10年以上の長期にわたる者である（L指標）等によっても移送先刑務所が変わってくるため，そのような指標を付けるべきか否かに関して調査が行われる。こうして，例えばP指標が付された受刑者は，通常の刑務所ではなく，医療刑務所に移送され，F指標が付された外国人受刑者は，国際対策室を備えた大規模刑務所（府中，大阪，名古屋等）に移送されることが原則になる。

また，それぞれの移送先施設で，それぞれの受刑者がどのような種類の処遇を受けるべきかについても，処遇調査を基に判断される。例えば，一般作業を行う傍ら職業訓練を受けつつ，一般改善指導のみを行うとされた受刑者には，V0，V1およびR0が，一般改善指導ばかりでなく性犯罪再犯防止指導の特別改善指導を受けるとされた者にはさらにR3の指標が付される[17]。

このようにして処遇指標が指定されると，それに基づいて処遇要領が策定される。これは，監獄法に代わる新しい刑事収容施設及び被収容者等の処遇に関する法律（刑事収容施設法）（平成17年5月25日法律第50号，改正・題名改正平成18年法律第58号）第84条に基づく。同条第2項は「矯正処遇は，処遇要領（矯正処遇の目標並びにその基本的な内容及び方法を受刑者ごとに定める矯正処遇の実施の要領をいう。（中略））に基づいて行うものとする。」と定め，第3項はその処遇要領を定める方法を規定する。「処遇要領は，法務省令で定めるところにより，刑事施設の長が受刑者の資質及び環境の調査の結果に基づき定めるものとする。」とあり，また第5項はその際，処遇調査は科学的な知見に基づくものとする。つまり，「矯正処遇は，必要に応じ，医学，心理学，教育学，社会学その他の専門的知識及び技術を活用して行うものとする。」とする。

このような処遇調査に入所後約2週間を費やし，個々の受刑者の資質（人格的特性）および環境（家庭，職場，地域社会，所属する集団等の社会・環境的諸条件）に応じて，その受刑者にとって最も適切な処遇を行うという個別処遇の原則（法第30条）に則って，それぞれの受刑者の入所後の受刑生活の基本的な道筋をつける処遇要領を策定することになる。

ところが，刑事収容施設法において法律上，特別改善指導（第103条第2項）の対象となるのは，麻薬，覚せい剤その他の薬物に対する依存がある，暴力団員である，という2種類の事情の一つまたは二つのために，改善更生および円滑な社会復帰に支障があると認められる受刑者である。そして，そのような受刑者に対して，「その事情の改善に資するように特

17）「処遇指標の区分・符号」『平成29年版 犯罪白書』2-4-2-2表 (http://hakusyo1.moj.go.jp/jp/64/nfm/images/full/h2-4-2-02.jpg) 参照。

に配慮しなければならない」とする。そのほか，刑事収容施設法に定められてはいないが，性犯罪防止指導等を含むR1からR6の特別改善指導[18]が実施される。しかし，これも人的資源や物的資源の制約から，全国の全刑事施設のすべてにおいて特別改善指導が実施されているわけではなく，特定の施設において，特定の特別改善指導の実施体制が準備されているにとどまる[19]。

　もちろん刑務所は，犯罪の実行に対して刑罰を執行する国家機関であるから，例えば懲役刑であれば，さまざまな自由の制限と刑務作業の実施が刑罰の中身として，それぞれの受刑者に科される（刑法第12条第1項および第2項）。したがって，一般改善指導および特別改善指導は，刑務作業の合間を縫って，または，刑務作業のない矯正処遇日に実施されるというのが実態である。このことから分かるように，かなり限定的な時間で行われることになる。

　このように限定的なものでしかないにしても，全国のさまざまな刑務所において，「全国的に統一された標準的・科学的なもの[20]」として，特別改善指導が実施されるようになったのであるが，そのなかには，窃盗に関する指導は含まれておらず，実施している施設においても，一般改善指導の一環としてこれが行われている。一般改善指導は，刑事収容施設法第103条第1項において定められる，受刑者一般に共通して指導することが適当な種類の指導である。つまり，「犯罪の責任を自覚させ，健康な心身を培わせ，並びに社会生活に適応するのに必要な知識及び生活態度を習得させるため必要な指導」である。したがって，すべての受刑者に受講が義務づけられる指導であり，窃盗や覚せい剤事犯など，それぞれの受刑者が

---

18) R1は薬物依存離脱指導，R2は暴力団離脱指導，R3は性犯罪再犯防止指導，R4は被害者の視点を取り入れた教育，R5は交通安全指導，そして，R6は就労支援指導である。

19) 例えば，R1の薬物依存離脱指導は，「平成28年度においては，76の刑事施設で」，またR2の暴力団離脱指導は，「平成28年度においては，36の刑事施設で」実施された。林真琴・北村篤・名取俊也著『逐条解説 刑事収容施設法〔第3版〕』有斐閣，2017．506頁 脚注60）および507頁 脚注61）。なお，全国の刑務所の数は，2010（平成22）年4月現在で，成人刑務所62，少年刑務所7である。法務省ホームページ（http://www.moj.go.jp/kyousei1/kyousei_kyouse03.html）参照。

20) 前注，林真琴・北村篤・名取俊也著『逐条解説 刑事収容施設法〔第3版〕』503頁。

犯した犯罪の類型に従って，個別具体的に実施されるものではない。にもかかわらず，刑事施設それぞれにおいて，工夫を凝らした改善指導の取組みを認めるべく，一般改善指導の枠内で，窃盗再犯防止に関する指導を実施している刑務所もある。

それでは以下で，どのような指導がどの刑務所で実施されているのか，検討しよう。

4 窃盗事犯者に対して刑務所在所中に実施される改善指導

前述のように，刑務所に収容されている受刑者の3割を超える者が窃盗犯であるが，彼らに対して特別改善指導として，全国的に統一的な再犯防止指導等の改善更生プログラムが準備され実施されているわけではない。したがって，一般改善指導として，個々の刑務所の判断で行われている窃盗再犯防止指導について概観する[21]。

まず文献で調査可能であった，約15年前に福島刑務所で実施されていた「常習累犯窃盗防止教育」について，その概要を示すとともに，今現在同所で実施されている再犯防止プログラムはどのようなものかについて，電話での聞き取り調査に基づき概要を述べたいと思う。

次いで，約25年前に大阪刑務所で実施されていた「累犯窃盗事犯者に対する特別指導」の概要を文献に基づき示すとともに，現在実施されている同様のプログラムの概要を検討したい。

そのうえで，出所後の就労と安定的な住居が再犯防止にとって重要であるから，雇用者との連携が重要であるとともに，実は刑務所に入所する段階よりも前の段階で，窃盗犯への手当て，または支援のあり方が重要となることを指摘し，そのために，どのような方法が考えられるかについて考察したい。

---

21) 法務総合研究所編『平成26年版 犯罪白書』第6編第3章第2節「矯正」では，窃盗受刑者に対する指導が，施設で独自にプログラムを作成して実施されるようになった背景として，職員の意識の向上や教育専門官，調査専門官の配置など指導体制が整備されてきたこと，少年矯正施設の職員からの助言・指導・研修が行われるようになったことなどをあげている。そのうえで，「各刑事施設で実施している窃盗防止指導の概要」において，法務総合研究所の実態調査結果として，施設ごとではなく全体的な概要が示されている。

(1)　福島刑務所の例

①　福島刑務所での実践

　2002（平成14）年の『刑政』に，福島刑務所統括矯正処遇官（当時）川端壮康氏は，「＜処遇実践レポート＞　窃盗犯に対する処遇類型別指導—B級施設におけるグループカウンセリング—[22]」との表題で当時の福島刑務所において実践されていた同指導の概要を紹介している。そこで紹介されているグループカウンセリングを中心的手法とする指導は，すでに，今現在同刑務所で実施されている，外部機関との連携による新しいプログラムに移行しているが，そこには重要な視点が提供されているので，以下でその指導について，レポートの記事に従って概要をみておきたい。つまり，「全面的にグループカウンセリングを導入し，メンバー自身から出た話を丁寧に扱っていくという方法を用いることで，メンバーの積極的な取組みを引き出すようにして」，それによって，「これまでは半ばあきらめていた更生への意欲を強めてい」き，「ポジティブな動機付け」を行い，「やる気を引き出す効果」をねらうということである。このような取組みに参加することで，本人たちの更生意欲と社会復帰の意欲を引き出すことができれば，内面的変化をもたらすことが可能となり，社会復帰に対するさまざまな障害はあるとしても，それを乗り越える可能性がひろがる。逆に，本人にそのような動機づけがなければ，社会的な障害に対してもすぐに屈してしまうことが予想されることを，この取組みは前提にしている。

　さて，福島刑務所での過去に実施されていた窃盗犯に対するグループカウンセリングの実践例では，四つの目標が立てられた。A（受講メンバーは）他人と心を開いてかかわる，B自己の窃盗のパターンを理解する，C社会のなかに大切だと思えるものを見つける，D社会でまじめにやっていく意欲を喚起する，というものである。このような四つの目標を掲げる背景には，次のような，窃盗犯に関する定義または理解が存在する。「内面に何らかの満たされない気持ちを抱え，他人との温かいかかわりを求めていながら，裏切られて傷つくことを恐れて他人とかかわることができず，そう

22）川端壮康「［処遇実践レポート］窃盗犯に対する処遇類型別指導—B級施設におけるグループカウンセリング—」『刑政』Vol.113, No.1（2002.1）pp.112-120.

した気持ちを不適切な行動パターンで処理しようとする人」である。つまり，窃盗犯の犯行の理由の多くを，内面に求めるところから始めている点が注目されよう。

次に，このグループカウンセリングの「指導の概要」では，形式的な側面としては，2週間に一回のペースで全10回，5か月で実施するとする。全10回は，初回セッション（第1回），準備期（第2〜3，4回），作業期（第4，5〜9回），そして，最終回（第10回）というように，四つの期に分ける。

初回セッションでは，オリエンテーションとして，「再び刑務所に来ないためにどうすればいいか，考えるきっかけにする」といった目的を明確にするとともに，グループの枠組み，つまり守秘義務や本音で語るべし，といったルールを理解することから始める[23]。

次の準備期では，「メンバーが，この場〔＝グループカウンセリング〕では素直に自分の気持ちを語れるという安心感を持てるようにする」ことを目標にし，そのために，「最近の調子，暇な時に何を考えているかなど，まずは答えやすい話題で，話を積み重ねていく」ことが重要となる。また，「ある話題についてメンバーに順に尋ねていく方法や，あるメンバーの発言について，ほかのメンバーがどう思うか意見を尋ねたりして，グループの結びつきを立体化していく方法等が有効である」とされる。このような「答えやすい形での発言を積み重ねていくなかで，メンバーは，グループの枠組を信頼できるようになるとともに，グループのなかでの振る舞い方や話し方を学んでいく」のである[24]。

次の作業期では，しだいに深い話題を扱い，「各自の不適応のパターンなどが語られるように」し，「指導者は，メンバーの話をよく聞くことを基本に，メンバーの言葉をまとめたり，本人も気付いていない気持ちを指摘したりしながら，話し合いを深めていく」。そして，「これまでは半ばあ

---

23) 紹介されたケースでは，7名中2名は継続者で，4，5名が次回以降の参加意思を示した。前注川端壮康「窃盗犯に対する処遇類型別指導」『刑政』Vol.113，No.1，119頁別紙表「常習累犯窃盗防止教育（事例の経過）」の1回，「内容」参照。

24) 初回に参加した7名中，継続の2名および新規の2名の合計4名が準備期に参加することになったが，この4名は最終回まで引き続き参加したとのこと（同前）。

きらめていた更生への意欲を強めていく」ことができるようになるという。ただし，それで「すぐに受刑者の問題性が解決されるわけではない」ので，「グループのなかで，「経験」を積み重ねることで，また，グループのなかで得たことを実際の収容生活に持ち込んでいくことで，メンバー自身が少しずつ「成長」していくことが，最終的には再犯防止に結び付く」と考えられている。

最終回では，これまでの話を振り返り，各メンバーにまとめさせ，感じたこと，役に立ったこと，自分が変わった点などを話し合う。グループで話したことはすべてここで終わりにし，心のなかにしまっておくことの必要性を説いて修了する。

個人差を前提としても，たいていのメンバーは，この10回のグループカウンセリングを通して，「心のなかに眠っていた，あるいは半ばあきらめていた気持ちを，自分自身確認し，更生への意欲を強める」とのことである[25]。

このように，同じ窃盗という犯罪を行い，現在同じ生活環境のなかで処遇されている者たちが，グループを構成して，そのなかで少しずつ過去を振り返りながら本心を語り合っていくグループカウンセリングの手法を用いることで，それぞれのメンバーが，主体的に，また前向きに物事をとらえて，出所後の将来について考え，更生の意欲を高めていくことができるようにするというのは，正に，現行刑事収容施設法が明記している「自覚に訴え，改善更生の意欲の喚起及び社会生活に適応する能力の育成を図る[26]」という処遇の原則にも適合するものである。

②　福島刑務所の現状—窃盗更生支援プログラム

以上が，10年以上前に福島刑務所で実施されていたグループカウンセ

25）第10回の「内容」の記述では，「Aは，対人関係でうまくいかないことを自分でも認識している…Bは，みんな同じ不安を抱えていることが分かった…Dが，以前更生保護施設に帰住したときはうまくいったが，やはり不安が強いなどと述べる。…出所後の不安が話題の中心となった。…」とある。出所後の不安の解消こそが，更生意欲を引き出し，再犯防止への意欲も強めるきっかけとなりそうである。

26）刑事収容施設法第30条

リングの概要であるが，その後，これを担当していた統括矯正処遇官川端氏が異動したことにより，このような取組みは中断されてしまった。しかし，2014（平成26）年10月に新たな形で，窃盗防止プログラムが再開されたのである。以下では，新たなプログラムの特徴をみていきたい。

福島刑務所における「窃盗更生支援プログラム」は，2014（平成26）年10月から，福島大学人間発達文化学類人間発達専攻（心理学系）の生島浩教授（臨床心理学・犯罪心理臨床・家族臨床）の発案により，福島保護観察所および福島自立更生促進センターと連携して開始されたプログラムである[27]。このプログラムの対象となるのは，福島刑務所を仮釈放で出所し，福島自立更生促進センターを帰住先とする最大5人の受刑者である。仮釈放対象者は，釈放前指導を刑務所で受けてから釈放されるが，この釈放前指導とは別の枠組み，つまり一般改善指導の枠内で「窃盗更生支援プログラム」は実施される。

福島刑務所在所中に，このプログラム受講者は，週1回各回1時間程度の指導を1〜2か月間一般改善指導として，4〜6回にわたって受講し，「窃盗更生支援プログラム」の紹介およびプログラム参加の動機づけ等の指導を受ける。福島刑務所でのプログラム修了の後，福島自立更生促進センターを帰住先として仮釈放となった対象者は，同プログラムの本科を同センターにおいて受講することになる。本科では，10回にわたって，週1回，やはり各回1時間程度の指導を，約3か月間受け，認知行動療法によって，ストレスマネージメント，窃盗に至る経緯の自己分析や防止策について学ぶ。

同プログラムの最大の特徴は，地元の福島大学で開発された再犯防止プログラムを，刑務所ならびに保護観察所および自立更生促進センターが連携を取りながら実践していくところである。前述のように，窃盗犯の再犯者率および刑務所再入率の高さが，社会にとっても，また本人にとってはなおさらに大きな課題であり，これを克服するためには，特に刑務所から釈放された後に，しっかりとした安定的な帰住先を見つけたうえで，安定

---

27) 生島浩「第Ⅱ部 地域生活支援の課題 第4章 システムズ・アプローチの観点から 支援の多機関連携と課題『窃盗更生支援プログラム』の開発」同編著『触法障害者の地域生活支援 その実践と課題』金剛出版，112-122頁，2017．同「司法と福祉の架け橋 触法障害者の地域生活支援——窃盗犯への更生支援を中心に」『罪と罰』55巻1号，69-74頁，2017．

した就労先を確保する等，社会における受入体制の充実が重要となる。

そして，そのためには，刑務所在所中における，一般改善指導や特別改善指導，およびその他，受刑者の改善更生のためのさまざまな取組みや指導等が，当然に重要となる。またそれ以上に，社会の出所者受入体制の整備も重要となる。このような視点から，これまでも法務省保護局に属する全国各地の保護観察所の保護観察官が，地元一般市民の保護司と連携を取りつつ，その実質的な協力の下に，出所者の社会復帰のために体制の整備やその改善を継続してきたが，福島では，保護観察所の敷地内に自立更生促進センターという宿泊施設を用意し，仮釈放者を宿泊させながら，再犯防止のために上記のような防止プログラムを実践しつつある。

そして，このようなプログラムを無事に修了することは，その修了者が社会復帰の意欲が旺盛で，ストレスマネージメントができ，就労意欲が十分にあり，再犯の恐れが低い者であるということを，地域社会に理解してもらうために，非常に重要な一歩となる。また，このようなしっかりとしたプログラムを修了した者であるから，安心して住居や就労先を提供する気持ちを，地域社会がもつようになるのであり，したがって再犯の恐れが低減することになるのである。

ということは，このプログラムは必然的に刑務所の塀を最初から乗り越え，保護観察所の入り口から自立更生促進センターに入り込み，プログラム修了後には，同センターの入り口を通って社会へと復帰することになるから，一連の流れのなかで自立更生促進センターの果たす役割は大きい。したがって，以下でその概要を述べたい。

③　福島自立更生促進センターでの実践

福島自立更生促進センターは，2008（平成20）年に保護観察所および法務合同庁舎等の敷地内に完成し，成人男性20人を定員としているが，2016（平成28）年12月現在で，9人を超えない範囲で運営している。入所者選定の基準は，以下の七つの項目のいずれにも該当する者を厳選するとのことである。①刑務所内での成績が良好で，自立・更生の意欲が高いものの，親族のもとや民間の更生保護施設では受入れと適切な処遇が困難

な者，②刑務所に収容される前に，福島県内またはその周辺（東北6県および北関東4県）で生活していたことがあるか，センター退所後に福島県内またはその周辺で生活することが見込まれる者，③仮釈放を許された成人男性，④保護観察期間がおおむね3月以上確保できる者（保護観察期間終了後更生緊急保護の対象となる者を含む），⑤センターでの集団生活への適応が見込まれる者，⑥執行すべき刑期が10年未満である者，⑦以下に該当しない者(子どもを対象とした犯罪を行った者(過去の事件も含む)，依存症の進んだ覚せい剤事犯者，暴力団関係者，性犯罪を行った者（過去の事件も含む))[28]。

　センターでの処遇に関しては，「保護観察官が綿密な生活実態の把握を行い，それに基づいて生活指導を行うほか，再犯防止プログラム等の専門的な指導を実施」し，「ハローワーク，協力的な雇用主等の協力を得ながら，強力な就労の指導と支援を実施」している。このように，センターに滞在している間に，就労支援を受けることができる。また，依存症が進んでいない覚せい剤事犯者に対しては，「刑務所での更生プログラムと連動して，定期的に薬物検出検査を実施しながら指導を行うプログラムを実施するとともに，ダルク（…）等と協力・連携し，必要な場合には医療機関で受診させ」る。さらに，「大学等の外部機関と連携して，再犯防止プログラムを検証し，より効果的なものとなるように」するなど，福島刑務所と同じように，外部との連携を重要視している点が大きな特徴である。ここでの入所期間は原則3か月とのことであるが，「十分な自立準備ができない場合は，入所期間を柔軟に延長」しているとのことである。また，高齢者については，センター出所後も，就労先を見つけるのが困難な場合も多くあるため，そのような場合には，生活保護や国民年金の受給のための支援を行って，社会生活の基盤の確保に努めるとのことである。なお，2016（平成28）年末時点での男性受刑者数4万4911人のうち，60歳以上の者は8393人[29]であるから約2割を占めており，矯正と更生にとっての重要な

---

28) 法務省福島保護観察所「福島自立更生促進センターについて」（パンフレット）2016.12.
　　(http://www.moj.go.jp/hogo1/soumu/hogo_k_fukushima_fukushima.html)
29) 前出11)，『2016矯正統計』16-00-06表「6　年末在所受刑者の年齢及び累犯・非累犯」参照。

課題である。

このようなセンターの性質上，地域の人々の理解が非常に重要となる。そこで，このセンターでは運営に関して，地域住民の代表，学校関係者，有識者等で構成される「運営連絡会議」を定期的に開催し，情報公開と運営状況のチェックを可能にしている[30]。

社会との良好な連携により，同センター収容者が再度就職をし，センターを出所して自立した生活へと復帰し，完全に社会復帰を果たすことを期待するばかりだが，福島刑務所で受刑者に対してまず開始される「窃盗更生支援プログラム」から，福島自立更生促進センターへの仮釈放，そして，同センターでの本科プログラムを修了した後，どのぐらいの割合の者が社会復帰を果たすかについての検証は，さらに時間の経過後，科学的な統計等のデータに基づかなければならない。

(2) 大阪刑務所の例

前述のように，15年以上前の2002（平成14）年頃には福島刑務所において，常習累犯窃盗で受刑している者に対してグループカウンセリングを実施していたが，それよりもさらに10年以上さかのぼる1990（平成2）年までには，同じB指標の受刑者を収容する大阪刑務所においても，独自の施策として，常習累犯窃盗事犯者に対する指導を開始していた。以下，これについて概観し，次いで現在の同所における取組みを紹介したい。

① 大阪刑務所での実践

大阪刑務所では1989（平成元）年に生活指導学習会が立ち上げられ，およそ1年間の試行期間を経て，1990（平成2）年8月に実施要領を定めた大阪刑務所長指示が発出されたことで，累犯窃盗事犯者に対する特別指導が開始された[31]。

学習会で検討された特別指導の目的は，「これまでの自己中心的な考え

---

30) 同前。
31) 福井和美「［処遇実践レポート］累犯窃盗事犯者に対する特別指導について」『刑政』Vol.102, No.5（1991.5.）p.52以下参照。

177

方から脱却させ，社会の一員であるという自覚を高め，連帯感，相互的な人間関係の醸成に努めさせることにより改善更生の意欲及び社会適応能力の育成を図ること」であった。この目的を達成するために準備された実施要領の概要は，以下のようであった。

対象者選定基準は，窃盗が習慣化しており，残余刑が6か月以上，入所後3か月を経過している者で，所内生活が安定している者とされる。指導時間は1回60分で週1回を12回（したがって約3か月間），1グループ10人程度の「集団討議」形態で実施する。この形態は，現在の各刑務所で現行刑事収容施設法の下に特別改善指導として行われている認知行動療法の「グループワーク」とほぼ同じと考えられる。また，12回の指導内容は，各回につきおおむね一単元として構成される。第1回は「編入式，生活指導学習会について」，第2回「自己紹介の性格について」，第3回および第4回「過去の生活について」，第5回「自己の問題点と被害者感情」，第6回「家族，友人関係のあり方」，第7回および第8回「職業と生活について」，第9回および第10回「これからの生活のあり方について」，第12回「学習会終了に際して，終了式」である[32]。

毎回実施されている日誌指導は，受講者それぞれにノートを貸与し，各回で感じたこと等を記載させ，3日後に回収し，指導者が評価，激励等のコメントを余白に記入して返却する。これにより，指導者は受講者の心情把握とともにその変化を読み取ることができる。

日誌指導と同様に，課題作文でも文章を書くことで，受講者は自分の内心を表現することになるが，課題作文では，日誌指導のように「各回で感じたこと等」を記載するのではなく，3か月に3回，別のテーマが設定され，それについてよく考えたうえで，原稿用紙3枚程度に作文しなければならない。テーマは，「自分の性格と事件との関係」という事件の発生に関して自己分析をすることから，「今後の社会生活について」というように釈放後の自分の生活について考えさせることへと進展させ，最後に「生活指

---

32) 詳細は，前注を参照していただきたいが，講和，性格テスト，エゴグラム，課題作文の作成，日誌指導，体験発表と集団討議，アンケート調査，（将来の）生活設計の発表と集団討議，個別面接などの処遇技法等を利用する。

導学習会を受講して」というテーマで考えて書かせることにより，3か月間の考え方の変化や成長について自分自身を見つめさせる。

他方，実施主体側の「処遇実践レポート」の評価は，「彼らも，自分を見直すことができた以外に，"思考力，文章力が身についた""漢字を覚えた"等，実務的な効果を素直に喜んでいる。」[33] として，受講生が内省についてある程度は実施できたという評価に加え，そのような内心面での変化や成長とは多少異なる視点で，実務的な効果に関する評価であるが，とりもなおさず，内心と外面における変化および成長が得られたとの結論であろう。

今後の課題として，この「処遇実践レポート」の執筆者，福井氏があげているのは，修了者を対象にしたフォローアップのための再指導方法の充実である。福井氏が注目したのは，MOT処遇（Middle-Open Training/Treatment）であるが，それは，「受刑者の改善更生への見込みの度合いに応じて，他律的条件をできる限り緩和し，受刑者の主体的な行動選択の余地を拡大した生活環境を準備することによって，さらに改善更生への意欲を喚起し，社会生活に適応する自主性の促進を図ることを目的として行っている処遇」（傍点筆者）のことで，「制限の緩和」「優遇措置」等を規定している現行の刑事収容施設法第88条および第89条の全体的趣旨と，すでに適合的である。

ただ一点異なるのは，MOT処遇の説明文中における，「他律的条件」の「緩和」と「自主性の促進」という文言である。インスティテューショナライズ（institutionalize）という言葉があるが，受刑者が刑務所の収容という制度に慣れ切ってしまうことをいう。要するに，毎日看守等，刑務官の指示に従うことのみを繰り返し求められ，それとは異なる自己の自主的な判断や行動は禁止され，違反すれば懲罰が科され得る。そのような環境で日々生活し，何か月も何年も経過すると，他律，すなわち他人に律してもらわねば生きていけず，自主的な考え，判断，行動ができない存在になってしまうことがあるのである。刑務所から出所後，誰も右へ歩け，左へ曲がれ，食事開始！　就寝！　と，看守が自分の一挙手一投足につき

---

33) 福井前出30），57-58頁。

指揮命令をしてくれない一般社会では，生活のしようもなくなってしまうため，そのような生活態度や行動傾向を，受刑期間中に自然に身につけてしまった受刑者から，除去したうえで出所させなければならない。そのことを認識していた大阪刑務所（または福井氏）は，MOT処遇を充実させることを課題として提起したのだが，刑罰の一つとしての懲役は，自由の剥奪を主柱とする。つまり懲役は，人を刑務所等の施設へ収容することを主な内容とするので，それによってインスティテューショナライズが発生し，社会復帰が困難となるのであれば，収容それ自体を問題視するべきである，というのが私の考え方である。これについては，最後にひと言述べたい。

②　大阪刑務所の現状—窃盗再犯防止プログラム

　その後，どのような経緯によるのかは明らかでないが，大阪刑務所では，この常習累犯窃盗の特別指導は残念ながら終わりを告げた。福井氏の記載によると，「1989（平成元）年7月の学習会開始から1991（平成3）年2月1日現在までに学習会を終了〔原文ママ〕した者は，122名を数え，このうち，仮釈放で36名，満期釈放で9名の計45名の者が，すでに出所し，また，このうちから，すでに2名の者が当所に再入所し」たとのことである。客観的な評価は困難ながら，福井氏の実感では，「特別指導の効果は施設内外で表れている[34]」という。

　また，今現在の大阪刑務所における窃盗再犯防止プログラムは，2015（平成27）年12月から始まったばかりで，現在進行中のものである。このプログラムの外形的な点についてのみ述べると，3回以上窃盗を繰り返した受刑者のなかから，更生意欲などの要件を満たす者を選別し，認知行動療法によるグループワークで，1グループ10人までとして受講させ，毎週1回60分の指導を合計8回，約2か月間実施する，とのことである。先述の福島刑務所の取組みでは，大学，保護観察所および自立更生促進センターなど外部の機関との連携を特徴としていたが，大阪刑務所の場合は，このプログラムにおいて，外部との連携はなく，独自の方法で，一般改善指導

---

34) 同前，58頁。

の枠組みのなかで実施している。

(3) 刑務所における実践の課題

　以上のように，福島刑務所および大阪刑務所において，かつて実施されていた，そして，今現在実施されている常習累犯窃盗犯に対するプログラムの概要を検討した。特に福島刑務所ならびに福島自立更生促進センターおよび保護観察所の連携で実現したプログラムは，社会復帰まで切れ目のない支援を実施する点において特徴があり，今後の展開と効果が注目される。

　他方，大阪刑務所の例や，『平成26年版　犯罪白書』(第6編第3章第2節2「各刑事施設で実施している窃盗防止指導の概要」)で示されている取組みも注目に値する。しかし，出所後の社会復帰に焦点を合わせるとすると，これが受刑中にできる最大限の支援であると思われる。つまり，「自己の問題行動への洞察を深めさせ」，「社会復帰後の生活設計を考える機会を設け，将来の自分を思い描くことにより，目標を持たせる」ということが，精神的に否定的な効果を来たすことなく無事故で無事に収容を終了させるためには，重要なのである。

　受刑中の取組みから，さらに社会内の会社や団体と連携をとり，スムーズな切れ目のない就労および帰住先の確保のための具体的な方法によって社会復帰を果たさせることが，最も有効な再犯防止策であることは，窃盗犯の約3割が犯行時無職である[35] ことが物語っている。

　そのために注目されるのは，お好み焼き千房の社長である中井正嗣氏が，PFI刑務所および日本財団と連携し，さらにプロジェクト参加者を中小企業社長に募って始めた，「職親プロジェクト」[36] である。出所前に就労先を保障し，帰住先を確保し，出所と同時にそこに住みながら働くことがで

---

35) 失業者2.2%，ホームレス1.7%，その他の無職者27.9%である。「窃盗検挙人員の職業別構成比の推移」『平成26年版 犯罪白書』6−2−1−4図 (http://hakusyo1.moj.go.jp/jp/61/nfm/n61_2_6_2_1_1.html#h6-2-1-04) 参照。

36) 2013 (平成25) 年に同プロジェクトは立ち上げられ，日本財団が出所者一人当たり月8万円を，就労と住居を提供する会社に提供してきた。2015 (平成27) 年度からは法務省がこれを予算化した。2017 (平成29) 年8月現在，95社がこのプロジェクトに参加しているとのことである。日本財団再犯防止プロジェクトのホームページ参照。

きる，切れ目のない社会復帰のための仕組みが設けられた。このように官民および地域が連携する取組みが，全国的に展開されていく必要がある。受刑者の生活も，切れ目のない時間のなかで経過していくのであるから，これがむしろ自然の流れのはずである。

5 刑務所処遇，その前に―今後の改善に関する提案

最後に，刑務所処遇の課題とその改善に関して考察したい。懲役刑となって入所するということは，当然ながら，身体の自由を中心とするさまざまな自由が制約されることになる。そのなかで一般改善指導・特別改善指導を受けながら，日々刑務作業をこなすのが懲役刑である。しかし，そのために，例えば国民の経済的負担は，受刑者一人当たり年間約395万円[37]であれば，その同じ財政負担によって，再犯率約50％や5年後再入率約50％を低減するために，彼らに対する身体的収容を伴わない，さらに効果の高い，良い結果をもたらすような，何か方法はないものだろうか。なかには，収容生活になじむことが困難で精神疾患を患うことになる受刑者も少なからずいる。そのようなネガティブな効果を，刑務所収容がもたらすのであれば，収容という刑罰それ自体を考え直さなければならないのではないだろうか。少なくとも，常習累犯窃盗であるという理由で，3年以上の収容とすることが再犯防止に直結するものではない，との認識を我々はもつべきであろう。

切れ目のない支援を考えるのであれば，刑務所入所時から出所時までは改善指導の充実，出所後は自立更生促進センターまたは更生保護施設における充実した指導と就労支援などが，とりあえず直近の課題であろう。

しかし，先に見たとおり，初めての万引きで，いきなり刑務所に入所するまでには通常至らない。警察での微罪処分，検察官送致および不起訴処分，検察官送致および略式起訴・罰金，公判請求・全部執行猶予，公判請求・一部執行猶予，そして，公判請求・実刑という段階を踏んではじめて

---

37) 平成30年度矯正関係経費予算（案）は，法務省報道発表資料「平成30年度予算（案）について」によると，237,270（単位:百万円）である。これを，刑事施設と少年院に収容されている約6万人で除すと，395万円余りとなる。つまり大雑把な計算によれば，被収容者一人当たり年間395万円を国の予算から支出していることになる。

刑務所に収容される。

　通常，最初の懲役では，仮釈放により10か月を待たずに出所するであ
ろうが，すでに前科1犯のムショ帰りである。社会の目は冷たく，どのよ
うな理由や生活環境，精神的状況で窃盗を行うに至ったか，また，刑務所
でどのような改善指導を受けて後出てきたかということは，さして問われ
ないであろう。出所後，窃盗を繰り返し，10年以内に懲役6か月以上を3
回受ければ，常習累犯窃盗となる。

　確かに，15年前，25年前の福島や大阪刑務所における取組みはこのよ
うな人たちに対する指導であった。もちろんこれは重要なことであり，こ
のような取組みをあきらめるとよいというつもりはさらさらないが，常習
累犯窃盗に至る前，否，刑務所に初めて入るよりもずっと前に，つまり，
初めて窃盗で検挙されたときこそ，最もクリティカルな段階で，きめ細か
い支援の手が必要となる。警察が，心理学その他の専門職につなぎ，窃盗
の原因が認知や認識の歪みなどによるものなのか，生活のストレス等によ
るものなのか，浪費傾向によるものなのか，またはそのために依存症に陥っ
ているのかなど，その他の多くの要因も含めて分析し，最善の対処方法を，
一緒になって，その者に主体的に考えさせることによって，ある程度の割
合の者はその後も繰り返し窃盗を行うことで刑務所への出入りを繰り返す
ような人生を避けることができるようになるのではないだろうか。

　そのような仕組みをつくるために，法律学または人権論の立場から提言
できることは，その仕組みを単なる仕組みに終わらせないこと，例えば本
節で概観した福島，大阪両刑務所での過去の取組みは，最近，別の形で復
活しているが，当時においては，おそらく担当者の退職または異動などの
理由で，数年で終結してしまっている。それは，そのようなプログラムを
受講して更生し，社会復帰を果たし，社会に再び包摂されることは，人の
基本的なあり方であるとの認識の下でプログラムが設置されておらず，政
策的または試作的なものであるとしかとらえられていなかったからであろ
う。

　現行の刑事収容施設法では，改善指導は確かに法律上のプログラムと
なった。これによって，受刑者が社会復帰し再び社会の一員である社会人

となり，再犯を起こさないことを我々は期待するが，しかし，そのような
プログラムまたは社会復帰の仕組みを，受刑者としての，あるいは人とし
ての権利としてとらえるべきであるという考え方を欠いている。人は社会
的な動物であり，ライオンのように（？）単独で生きていく生き物ではな
い。人と人とが共生共存して社会を構成するのが人間社会であれば，その
社会の一員となる権利を認めることが，社会権のあるべき基本的考え方な
のではないだろうか。そして，そのような権利論または人権論のうえに矯
正更生プログラムが設置されて，はじめて継続性をもって有効性を発揮す
ることができるようになるであろう。

第**5**節

ジャーナリズムの立場から

I 万引きという病と報道
井田香奈子

1 はじめに

　さまざまな犯罪のなかで，窃盗，盗みは私たちに最も身近なものだろう。「人のものをとってはいけない」と幼い頃教えられた人は少なくないはずで，犯してはならない罪ということを考える，最初の接点かもしれない。

　万引きは盗みの「手口」の一つではあるが，それぞれの被害は高額でないことが多く，軽い罪ととらえられがちだ。新聞，テレビなどの日々の報道では取り上げられることはほとんどない。結果として，万引きという行為やその被害の実相が，社会に十分に伝えられていない現実がある。

　万引きの背景にある窃盗癖（クレプトマニア）についても，長くメディアの関心は向けられてこなかった。それゆえ，どのように対応するか，医療や司法の専門家も交え，広く深く議論する空間が生まれてこなかった経緯があったのではないか。

　ここでは，万引きや関連する問題についての報道のあり方，課題を考えたい。

2 万引きと事件報道

　平成29年版の犯罪白書によると，2016（平成28）年の窃盗の認知件数は約72万3000件。手口別に見ると，万引きは自転車盗に続いて2番目に多く，後には車上・部品ねらい，置引きが続く。ごく身近な犯罪の類型に，万引きも名を連ねている。

　その広がりからは，社会に与えている影響も少なくないに違いないのだが，一つひとつの万引きが事件として記事になることはまれだ。事件報道の大きな端緒となっているのが警察の報道発表だが，万引きがその対象に

なることもほとんどない。人々の命や安全が深刻に脅かされるような凶悪事件や，公権力が絡む贈収賄，経済犯罪などにメディアの関心は集まりがちだ。

一方でどんな微罪であれ，それが社会が抱える問題をあぶり出しているのではないか，という視点も報道には不可欠だろう。読者や視聴者がその時々に何を考えるべきか，問題を共有し，議論の素材となる情報を提供していく役割がメディアにはある。

朝日新聞は，事件報道の指針「事件の取材と報道」をまとめ，公刊している。ここでもニュース価値の判断基準としてまずあげるのは死傷者の多さなどに表れる事件の重大性だが，一方で，事件の裏に隠された問題点，あるいは事件を予防するための手立てを探る取材・報道の大切さにも言及している。

万引きに関する報道でいうと，万引きをして逮捕された人が議員や警察幹部など，公的な職にあったときに，新聞の社会面や地方面で扱われることはかねてあり，その背景を掘り下げるような報道も近年，見られるようになった。

例えば，若年性認知症の一つ「ピック病」と万引きとの関連を指摘する記事が2007（平成19）年2月，朝日新聞社会面に大きく掲載された。神奈川県茅ヶ崎市課長の男性がスーパーで万引きし，起訴はされなかったものの，市から懲戒免職とされたケースだ。本人は盗んだことを覚えておらず，家族が「どうして」と聞いても話がかみ合わない。心療内科を受診し，認知症の症状である可能性が浮かんだのだという。市が「認知症のことを知らなかった」として，この男性の懲戒免職処分を撤回した，という続報もある。男性が海水浴場の命名で話題になるアイディアマン課長であり，40年近い勤続のまじめな市職員として知られていたことと，万引きという行為のギャップが，記事が大きく扱われた要素になったと考えられる。

万引きを扱う裁判が，取材・報道のきっかけになるケースもあった。

2016（平成28）年7月，万引きと認知症の関連が疑われたケースでの司法判断をめぐる記事が朝日新聞社会面でやはり大きく扱われた。「母が万引き…認知症だった」「実刑か猶予か，割れる司法判断」という見出し

がついたその記事は，62歳の女性に関するものだ。東京都内のスーパー
で靴などを万引きし，罪に問われた。万引きするようになったのは10年
ほど前からだったが，経済的には困っておらず，娘に「なんで盗ってしまっ
たか分からない」と話していた。専門医の診察を受け，ピック病の症状が
あると告げられたという。

　東京高裁での控訴審判決は，万引きと認知症との関連を認めたものの控
訴は退け，有罪と認定した。ただし，娘が母の症状の悪化を理由に刑の執
行停止を求めると刑務所への収監は延期されたという。記事では，同じよ
うな症状の人で，執行猶予中の再犯でも実刑とせず，再び刑の執行を猶予
した裁判例も紹介している。

　事件報道において，裁判の取材は警察取材と並んで重要な要素だが，た
くさんある窃盗罪の法廷をメディアがフォローしているとはいいがたい。

　しかし，窃盗で有罪と判断された人の刑の執行を猶予するかどうかにつ
いての裁判所の判断に新しい傾向が出てきたとしたら，そこに取材・報道
のきっかけが生まれる。司法判断の変化は，社会の変化をとらえ，反映し
たものと考えられるからだ。さらにその変化が，矯正や更生保護などの司
法制度，罪を犯した人を受け入れていく社会にも影響を及ぼしていくこと
が考えられる。

　「自分とは関係ない」と受け止められがちな万引きだが，さまざまな接
点からの報道は自分に引きつけて考えてもらうきっかけになるかもしれな
い。

　背景にある窃盗癖も，考えるべきことの多いテーマだ。ただし，読者に
身近な問題ととらえてもらえる度合いは，一般的によく知られている認知
症と万引きの関連に比べると，ずっと低いかもしれない。実際のところ，
私が2013（平成25）年，関連の記事を書くまで，「クレプトマニア」と
いう言葉が朝日新聞の紙面に掲載されたことはなかった。

　「窃盗癖」「盗癖」はそれなりに見聞きされてきた言葉だと思うが，そこ
にあるのは「犯罪なのに，何度いってもやめられない人たち」といった，
善悪への価値に基づいた差別や偏見，あきらめの視線ではなかったか。治
療対象として，あるいはなんらかの取組みをすべき問題として，メディア

でも，社会でも，広く意識されてこなかったのだと思う。

3 当事者を取材すること

　私がクレプトマニアの取材を始めたのは2012（平成24）年の夏だった。きっかけは，図書館で何げなく手にとった専門誌だ。クレプトマニアを特集していて，この分野の先駆者である赤城高原ホスピタルの竹村道夫院長の実践などが紹介されていた。それまで，アルコール・薬物依存の取材をした経験はあったが，万引きにそのような依存症と通じるものがあると意識したことはなかった。引き込まれ，関連する本や資料を読み進めた。

　ずっと心の隅から消えていなかった事件もあった。2006（平成18）年にさかのぼるが，NHKの地方放送局長が，自らの万引きが発覚したことで停職3か月の懲戒処分を受け，退職した，という小さな記事があった。ひげそりなど計5000円相当をホームセンターから万引きしたというケースで，社会的な地位があり，経済的にも困っていないはずの人がそんな万引きでそれまでのキャリアや信頼を台なしにしてしまうなんて，とどこか気になった。

　普通であれば新聞記事になることもないよくある万引きの一つなのだろうが，本人の社会的立場ゆえに地方面でなく東京に届く紙面で掲載された。自分が働く新聞の判断とはいえ，気の毒だなとも感じていた。

　その人がクレプトマニアと関係があったか，私は知らない。ただ，2012（平成24）年，専門誌をきっかけに新しい知見に触れたことで，「割に合わない」万引きを繰り返す人たちを突き動かしているのは何か，医療や司法ができることはあるのではないかと考えた。

　竹村さんを訪ねて，話を聞いて，その問題意識は強まった。盗んだ品を自分で使う，転売して現金を得る，というのならまだ分かるが，そういうわけではない盗みを繰り返す人たちが少なからずいる。そのことで，仕事や家族など大切なものを失ってしまうこともあるというのに。

　「盗む自分と向き合い，心の闇を見渡して心に隠された被害感に寄り添ってあげれば，正常な道徳観を取り戻すことができる」と竹村さんは言った。二度と万引きしなくなるまでの道の険しさは並大抵のものではなさそう

だったが，臨床に基づいた竹村さんの言葉は，社会で共有すべきだと感じ
させられた。

　患者さんにも話を聞かせてもらった。赤城高原ホスピタルに足を運んだ
際に会い，いいと言ってくれた人にはあらためて連絡し，東京都内などで
再び会う形が中心になった。最終的に20代から60代まで10人余りの男
女に会い，それまでの万引き，クレプトマニアの治療，人によっては過去
の万引きに伴う裁判や刑務所での経験を話してもらった。

　裁判が進行中の人も複数いて，その審理を傍聴する機会もあった。東京・
霞が関にある東京簡易裁判所は，東京地方裁判所，高等裁判所と同じ建物
にある。それまでもオウム真理教事件の裁判など注目を集める裁判や，裁
判員裁判などの取材で何度も足を運んだ建物の一角で，常習累犯窃盗の裁
判が日々たんたんと行われていたことを実感した。

　万引きをやめられない人の問題は，医療と司法の狭間に落ち込んでいた
側面もあったかもしれない。関心をもつ医師や弁護士がつながり，光が当
てられていった時期でもあった。そうした専門家の取材をもとに，「ルポ
ルタージュ現在　万引きという病」という見出しの記事（2013（平成
25）年1月8日付，朝日新聞社会面）をまとめた。

　クレプトマニアの当事者を取材することに伴う課題は少なくない。今回
は，医師の紹介によるもので，対象者は取材が治療の妨げにならず，本人
も取材を受け入れるだろうと医師が判断した人に限られる。当事者に対し
ては医師や医療機関とは独立した取材だと伝えたが，例えば話した内容が
医師に伝わるのではないかといった懸念から，記者に率直に話していない
可能性も否定はできない。

　記事にする段階でも制約はある。自分とクレプトマニアのかかわりにつ
いて最も近い家族以外には口外していない当事者がほとんどで，「記者に
話すのはいいが，記事にはしてほしくない」「自分と特定される書き方は
絶対に避けてほしい」という気持ちが強い。クレプトマニアと向き合い，
人生を立て直している当事者に，記事によって不都合をもたらすわけには
いかない。

　そのような制約はあっても，当事者の話に耳を傾ける意義は大きかった。

クレプトマニアはいまだ社会で広く認知されているとはいえない。当事者の話は，人知れず悩んでいる当事者かもしれない人たちの助けになるはずだし，人々にこのような問題があると気づかせる力があると感じた。

当事者への取材を重ねても，クレプトマニアとはこうだ，とまとめる気持ちにはならなかった。むしろ，聞けば聞くほど，どんな経緯で万引きするようになったか，そのときの気持ち，なぜやめられないのか，といった事情は人によると感じるようになった。

なぜ万引きするのかという問いに，「この品物のために自分のお金を使いたくない」という気持ちが強い人もいれば，万引きするときのスリル，誰にも見つからなかったという成功感をあげる人もいる。

盗んだものをすぐ食べる，使うという人がいた一方で，さわりもしないで押し入れに入れたままという人もいた。

当事者のなかには，万引きで検挙された当時，医師，公務員など責任ある仕事に就いていたり，地域コミュニティーにリーダー的にかかわったりしている人たちもいた。かといって，おおかたが高い教育を受け，責任ある立場にいた，というわけでもない。

そんななかで共通点をあえて探すとしたら，治療につながるまでは，万引きを病気の症状とはとらえず，自分の人格，「悪人性」に還元しがちだったことだろうか。

ある女性は「病院とつながるまで，こんなに常習的に盗んでいる人はこの世にいない。自分は日本一の万引き犯で，世界一狂っていると思っていた。病院のミーティングに出て，（同じような人が）こんなにいるのかと」と語った。

「自分が覚悟をもっていればやめられるものだと思っていた」「（病院に来てみて）こんなにいるんだ。自分だけじゃないんだ」と話す人もいた。治療の道を見つけるまで，いかに孤独に問題を抱え込んできたのかを実感した。

自分のことを客観的に話そうとする人たち，ともいえるかもしれない。初対面の記者に本来話す必要などない，言いにくい話をあえて切り出す。ただし，これはクレプトマニアの人たちの特性というより，治療でミーティ

ングなどを通して，自分を見つめ，発言することにある程度慣れた人たちの特性なのかもしれないと感じる。

　程度の差はあれ，万引きによって家族や恋人，仕事など大切なものを喪失した経験のある人たちである。クレプトマニアについて聞くことは，その人の人生をそれなりの長さの時間軸で聞くことになった。多くの人たちは，かなり以前にさかのぼり，家族や身近な人のかかわりになんらかの原因を見いだしていた。

4　社会で向き合う

　国内の万引き被害の総額は，年間4615億円に及ぶという試算がある。2010（平成22）年，政府と民間団体による万引き防止の会議で示されたデータで，影響は被害に遭った店にとどまらず社会・経済に広く及ぶことを，あらためて考えさせる金額だ。する側も，される側も，損失や万引き対策のコストが最終的に回ってくる一般市民にとっても，万引きをなくせるなら，それにこしたことはない。

　今後，必要なことは何か。

　医療面では，医師や看護師，精神保健福祉士ら，より多くの専門家がクレプトマニアに関心をもち，知見を積み上げることだろう。潜在的な需要に対し，知識，経験のある専門家は十分とはいえないのではないか。

　取材した患者，家族のなかには，万引きに関連して過去に受けた治療に対する不満，不信をあらわにする人が少なくなかった。別の医療機関で摂食障害の治療を受けていて，万引きをやめられないことも思い切って医師に伝えたが，あいまいに返されるだけで，万引きをすることの治療にはつながらなかったといったケースだ。

　群馬県内にある赤城高原ホスピタルには，首都圏はもちろん，本州以外からも患者が訪れていた。本人だけでなく家族も治療にかかわっていく必要があることを考えると，通うのが負担にならない場所で治療を受けられることは不可欠だろう。

　患者の万引きが見つかり裁判を受ける事態になって，精神科医の意見や証言が求められることが今後増えることも考えられる。専門医が少ないと

いう理由で，こうした機会が制限されたり，裁判が遅れたりすることはあってはならないことだと思う。

若い女性患者の父親は「地元の精神科病院に入院させたが，外出は自由で，万引きを止めることにつながらないうえ，盗みの事件を起こしたと分かると病院から出されてしまった」と話していた。娘が万引きしないよう，終日交代で見守っていた両親は疲れ切っていた。

施設管理の観点からは，病院内や近くで盗みをする可能性があるとわかっている患者の受入れに壁があるにせよ，それを理由に排除しては，クレプトマニアの患者は医療の機会を失ってしまう。

司法手続きに携わる側にも，クレプトマニアの可能性を踏まえた取組みが欠かせない。

万引きした人と接触する警察・検察当局には，なぜ万引きしたのか本人に意識させ，必要な治療につなげるために担えることがあるはずだ。

長く警察取材を担当した同僚は，「摘発件数がまず優先される捜査の現場では，万引きの背後の事情まで考えないケースが多いのではないか」と話す。万引きで検挙され，過去の万引きについても知った警察官に「あなた，病気じゃないのか」と指摘された当事者もいるようだが，そんな対応は一般的とはいえない。

万引きの裁判で有罪になった人を刑務所に送るかどうかの選択にあたっては，裁判官は本人の症状を考慮に入れてほしい。病気への適切なアプローチがなければ，クレプトマニアの人が刑を終えた後，再び万引きすることがあっても不思議はないだろう。犯した罪の重さに合った刑を受けるのは社会のルールだが，刑罰と治療とどちらに優先度を見いだすかの精査は，本人にとっても，いずれ本人が帰っていく社会にとっても重要なものだ。

刑務所などでの処遇にも課題がある。

明治時代以来の旧監獄法に替えて2006（平成18）年に施行された刑事収容施設及び被収容者等の処遇に関する法律（刑事収容施設法）のもとに，法務省は刑務所改革を進めた。受刑者の再犯防止，更生に効果的な処遇をすることに重点を置くものだが，担当者によると，主な対象は薬物犯罪や性犯罪などを犯した人たちで，当事者による実践がすでに定着しているプ

ログラムを採り入れている。窃盗については有効な対策が分かっていないとし，特別な指導はしていないということだった。

たしかに窃盗罪で受刑している人たちの間でも，行為に至った事情はさまざまだろう。しかし，少なくとも逮捕，起訴をきっかけに治療に行き着いた人を，受刑によってまた切り離すことが更生に資するとは考えにくい。受刑中も治療を続けられる道筋をつけられないだろうか。

万引きを繰り返して受刑している人には，出所前に，クレプトマニアという病気の存在や治療という選択肢があることを伝えるだけでも助けになるはずだ。

長期的には，刑務所という社会から完全に隔絶された場所ではなく，より社会と出たり入ったりする環境で受刑する仕組みの導入を考えていくべきではないか。

最終的には，クレプトマニアという病と社会がどう向き合うかにかかっている。

病名を聞くと新しい問題に見えるが，ずっと以前からあった問題ではないかとも思う。子どものとき，近所に「手癖が悪い」と言われている中高年の女性がいた。近所同士の行き来が今よりあった時代のことで，その人が来ると，家のものがどうもなくなる，ということらしかった。真偽は，分からない。印象に残っているのは，周囲の人たちが，だからといってその人を避けるわけでもなく，その人がいるとき財布を置きっぱなしにしないくらいの注意をし，被害そのものを防いでいたことだ。

「本人にもどうしようもないことなのだろうから」と受け入れている鷹揚さがあった。それは，今の社会にも残っていると信じたい。

取材で出会った当事者は，治療につながったという意味で恵まれた人たちだった。病気との関連に思いをいたした家族や弁護士がいて，支えられていた。その一方で，何度も盗みを繰り返し，家族や友人との関係も途絶え，一人で苦しんでいる人たち，刑務所との行き来を繰り返している人がどれだけいるのだろうと考えざるをえない。

万引きという病への偏見をなくし，必要な情報を伝えていくメディアの責任を，あらためて感じている。

Ⅱ 裁判の実際

今井亮一

「なんですか，あの人たち」

「裁判傍聴が趣味の人たちがいるんですよ（苦笑）」

開廷10分前の裁判所の廊下で，被告人と弁護人のそんな会話を聞くことがときどきある。

被告人としては，これから自分が裁かれる裁判をなるべく他人に見られたくないだろう。ところが，見知らぬ男女がわらわらと集まってくる。行列をつくったりしている。なんですか，あの人たち……。申し訳ないけれど，私もまたそのわらわらと集まる者の一人だ。

私が初めて裁判を傍聴したのはもう35年ほど前のこと。読者氏から情報をいただき，速度違反の刑事裁判や「運転免許の行政処分を取り消せ」という民事裁判を傍聴しにあちこちの裁判所へ行った。

2000（平成12）年頃，オービス（自動速度違反取締装置）による速度違反の否認事件が東京簡易裁判所で続々とあることが分かった。多い年で年間60件くらいだったか。私は傍聴しまくった。そうして猛烈に感動した。警察に対し普通に取材しても絶対に出てこないものが，裁判の法廷にはぼろぼろ出てくる。すごいぞっ！

2003（平成15）年，理解を深めるため交通事故の裁判も傍聴しようと思いついた。そこから，わいせつ犯や盗犯へと広がるのは早かった。現在までに事件数で7500件以上を傍聴した。罰金刑の執行猶予とか免訴とか，無罪よりはるかに珍しい判決も複数傍聴し，いまやすっかり裁判傍聴マニアというべきものに，成り上がったか成り果てたか（笑）。

昔は，傍聴人はたいてい私1人だった。ほかにいても被告人の家族くらい。地方の裁判所は今でも——私が見てきた限り——あんまり変わらない。しかし都市部，特に東京地方裁判所（本庁。以下同）は，裁判員制度がスタートしたころから傍聴人が爆発的に増えた。

学生，生徒のグループ，研修の社員や公務員，PTAや僧侶などさまざまな団体が押し寄せる。今や裁判所はデートスポットの一つらしく，カップルもよく見かける。そしていわゆる傍聴マニアがいる。仕事の関係で平

日の昼間に時間が空く人，失業中の人，年金暮らしの人，そのあたりが中
心か。

　初めて傍聴に来た人の多くは「殺人，死体遺棄」など派手な事件，また
は「強制わいせつ」「ストーカー規制法違反」などの色情事件へ押し寄せる。
傍聴席が20席しかない法廷に30〜40人が行列をつくることは，本庁で
はちっとも珍しくない。

　彼ら彼女らが次に主に狙うのは〝女の事件〟，すなわち開廷表に記載さ
れた被告人氏名が女性名の事件だ。「覚せい剤取締法違反」や「窃盗」は
女性名のことがわりとある。女性被告人の「窃盗」へわらわらと傍聴人が
集まるのはそういうわけなのだ。

　本庁の場合，「窃盗」は傍聴席20席の法廷を使うことが多い。10人の
高校生グループが二つ来ればそれだけで埋まってしまう。立ち見はできな
い。被告人の家族や友人が入れずに廊下で待つことがある。身内の方は，
弁護人を通じて裁判所に傍聴席を取り置きしてもらうか，遅くとも30分
前に行くべきだ。

　さて，東京簡易裁判所のオービス否認事件は激減した。もう長い間，年
に1件あるかないかだ。私は現在，いわゆるクレプトマニア，病的な万引
きに注目している。

　クレプトマニアの事件を最初に傍聴したのは，いつだっけ。古い傍聴ノー
トを引っ張り出してみた。2004（平成16）年7月にさいたま地方裁判所・
川越支部で「窃盗」の判決を傍聴。そのノートに私は「骨格標本のような
女！」と書いている。異様なほどがりがりに痩せていたのだ。万引きで執
行猶予中の万引き。判決は懲役1年，未決10日算入だった[1]。

　そのがりがりの女性は，今思えば，重度の摂食障害，万引き病だった可
能性が高い。しかし，当時の私にそんな問題意識はなく，ただちらっとつ
いでにのぞいただけだった。当時，川越支部で重要なオービス裁判があり，
私はその傍聴に通っていたのだ。

　それから数年，女性被告人の気になる万引きは傍聴ノートに見当たらな

---

1)　執行猶予何年と付け加えない限り実刑だ。未決算入とは，判決言い渡しまで勾留（身柄拘束）
　　されていた期間の一部を，刑期から引くということ。

い。というか，私が日々開廷表をチェックしてきた東京簡易裁判所におい
て，女性名の「窃盗」は昔はかなり少なかった。「今日は女の窃盗が1件
もない。昨日もなかったな」としばしば思った記憶がはっきりある。簡易
裁判所の「窃盗」はほとんどみな男性被告人で，働かず生活費に困り，換
金目的でDVDや書籍を万引き，というのが多い。

　その後，いつ頃だったか，開廷表に女性名の「窃盗」が増え始めた。近
年は「また女の窃盗か。この法廷，午後は3件連続，女の窃盗じゃん」な
んてことがよくある。この変化はどこから生じたのか。

　長い間，「窃盗」の法定刑は「10年以下の懲役」だった。ところが
2006（平成18）年5月8日，刑法第235条が改正され「10年以下の懲役
又は50万円以下の罰金」とされた。罰金刑の選択肢が設けられたのである。

　これが影響しているのか。法務省の2015（平成27）年と2005（平成
17）年の「検察統計」から「窃盗」のデータを見てみよう。その前にちらっ
と用語解説をする。「公判請求」とは正式な裁判への起訴だ。通常は懲役
刑が求刑される。一方，罰金は基本的に略式の裁判手続きで処理する。略
式は法廷を開かない。その起訴を「略式命令請求」という。「起訴猶予」
は不起訴の一種。まぁ，検察官によるお目こぼしだ。

	2015年	2005年
公判請求	25,272人	40,880人
略式命令請求	7,410人	0人
起訴猶予	35,639人	36,278人

　なんと「窃盗」の公判請求は約38％も減っている。だが実はこの減少
ぶりは「窃盗」に特有のことじゃない。犯罪全体がおおむね減少傾向にあ
るのだ。日々のニュース報道からは治安が悪化しているような印象を受け
るけれども。

　ともあれ，このデータからは女性の「窃盗」が増えたことは全くうかが
えない。女性に限っての公判請求のデータはないのか。法務省に問い合わ

せてみた。ないという。うぅむ。

　そこで警察庁（いわば全国警察の総元締め）の統計を調べてみた。警察庁は万引きについて男女混合の検挙人員と，女性のみの検挙人員を集計している。が，男女混合も女性のみも，全体に約30％から30数％減少していることが分かっただけ。公判請求と同様，検挙も減っているのである。

　ところが年齢別のデータを見て私は「うわ！」となった。大きな変化があったのだ。以下，女性のみの万引きについて，2015（平成27）年と私が傍聴マニアになり始めた2003（平成15）年を比較する。

	2015年	2003年
14〜19歳	2,693人	18,049人
20〜29歳	2,753人	5,305人
30〜39歳	3,115人	3,950人
40〜49歳	3,854人	3,351人
50〜59歳	3,380人	5,263人
60〜69歳	5,033人	2,776人
70歳以上	10,212人	5,209人

　14〜19歳の万引きの激減ぶりが目立つ。でもこれは関係ない。未成年の万引きが裁判（刑事裁判）の法廷へ出てくることはまずない。

　20〜29歳は約48％も減っている。若い人たちはおとなしくなったのか，結局は少子化の影響なのか。

　そんなことはどうでもいい。驚くのは40〜49歳が約15％増え，60〜69歳はなんと約1.8倍に，70歳以上は約2倍にも増えていることだ！つまり，全年齢層の女性の万引きは約34％減っているが，それは若年層の減少が大きいためであり，60歳以上に限っていえばほぼ倍増しているのである。

　高齢社会ゆえ？　そこで，総務省の統計局のサイトから，女性に限っての人口（各年10月1日現在）の推移を見てみよう。

	2015年	2003年
総数	6,525.3万人	6,531.5万人
65歳以上	1,921.1万人	1,405.2万人

女性の総数は若干減り，65歳以上が約37％増えている。さすが高齢社会。

だが，万引き人口はほぼ2倍なのである！　高齢社会の影響だけでは説明がつかない。いったいなぜ高齢女性の万引きは増えたのか。

一つ思い当たるのは，警察庁が2010（平成22）年9月3日に「万引き専用の捜査書類の運用及び万引きに係る捜査の合理化等について」という通達を発出したことだ。万引き専用の簡易書式をつくり，スーパーやコンビニなど被害店にあまり負担をかけずに万引き事件を処理できるようにしたのである。

これにより，被害届が出しやすくなり，「万引きは問答無用で警察に通報します」という方針が広く打ち立てられるようになったはず。そのため，店側の温情と被害弁償でとりあえず解決するケースがぐんと減ったのではないか。

勤務先の金庫から数百万円を盗み出したというような「窃盗」は前科なしでもイッパツで公判請求される。被害額が大きいからだ。しかし万引きの被害額は普通，少額だ。イッパツで公判請求されることはちょっとあり得ない。通常は，微罪処分（警察によるお目こぼし）→起訴猶予→略式で罰金→公判請求，という階段を昇る。微罪処分と起訴猶予は「前歴」，罰金は「前科」としてカウントされる。

「え〜，被告人は同種罰金前科2犯，同種前歴4件を有し，前刑の略式命令（略式の裁判による罰金の支払命令）からわずか半年足らずで本件犯行を……規範意識が鈍麻し……」

などと検察官は法廷で述べる。何度も何度も検挙され，だいぶ何段も〝階段〟を昇った果てに，公判請求され法廷へ出てくるのである。

傍聴マニアの実感として，女性の「窃盗」の裁判は急に増えた。その多くは万引きで，病的と思えるものがよくある。病的な万引きを裁判所はど

う裁く（ある意味，捌く）のか，私は注目している，そういうことだ。

摂食障害という語が私の傍聴ノートに初めて登場するのは2008（平成20）年10月，東京簡易裁判所。この事件は強く印象に残っている。被告人は若い美人で，菓子パンなど24点，販売価格合計5007円をトートバッグにぱんぱんに詰め込み，納豆3個パックだけレジで精算して店外へ。1200人の万引き犯を逮捕してきたというベテラン警備員（男性）から声をかけられたのである。

法廷で，被告人は自らの過去を話した。まとめるとこうだ。

――幼い頃から母親はキッチンドランカーだった。やはり摂食障害か定かでないが，毎日嘔吐した。被告人の目の前でリストカットすることもあった。父親の事業がうまくいかず，被告人が中学3年のとき両親は離婚，母親は出ていった。父親は常にイライラし，暴力を振るった。高校に入って間もなく「たくさん食べ続けて嘔吐する」ようになった。NHKの番組を見て自分は病気だと思い，1人でクリニックへ。カウンセリングはお金がなく，薬だけもらった。食べ吐きはとまらなかった。20歳を過ぎ，彼氏と同棲。最初は幸せで食べ吐きは治まった。やがて彼氏は働かなくなり，暴力を振るった。父親に数百万円の借金があると分かった。被告人は昼間は派遣の仕事をやり，夜は飲食店でホステス。週にほぼ7日間，働いた。ようやく借金を返済し終え，やっと自分で稼いだお金を自分のために使えるようになった。しかし食べ吐きはとまらず――。

話の内容からも話し方からも，明るく誠実で前向きながんばり屋と感じられた。だけども万引きがとまらない。そのギャップが強く印象に残った。

前科は2006（平成18）年に罰金30万円，2007（平成19）年に罰金50万円，いずれも万引き。今回の判決は懲役1年2月，執行猶予3年だった。自分の意思ではどうにもならない病的な万引きがあるらしいと，このとき初めて私は感じた。

そして2011（平成23）年11月，東京簡易裁判所に同姓同名の「窃盗」が出てきた。またやったのか。残念ながら私は傍聴しなかった。

次に強く印象に残っているのは，2012（平成24）年2月にやはり東京簡易裁判所で傍聴した「窃盗」だ。被告人氏名でネット検索したところ，

都内某区の「区職員の窃盗行為による懲戒免職処分について」というのが
ヒットした。要旨はこうだ。

「2011（平成23）年8月，女性職員（56歳）が区内のスーパーで食料
品等を万引きして現行犯逮捕され，起訴された。同職員は，同年6月にも
書店で万引きして罰金20万円の刑を受け，そのことで区は停職2か月の
懲戒処分とした。8月の事件の刑は確定していないが，停職処分中の再犯
であることを重く受け止め，10月に懲戒免職処分とした」

そんなことが実名でネット上に公開されていたのである。1000万円ほ
どの退職金がパーになったと，後で分かった。

私が傍聴したのは「8月の事件」ではない。そっちは懲役1年，執行猶
予3年の刑が確定している。なんと，それから間もない11月に，同じスー
パーでバナナ11本等12点，販売価格合計1559円を万引きしたのだった。
盗癖だとかそんなことじゃ説明がつかないと思う。完全に病的だと思う。

情状証人は被告人の夫。罰金20万円のときも執行猶予判決のときも証
言したという。3度目の法廷で要旨をこう述べた。

「前の執行猶予の後，赤城高原ホスピタルへ私が2度行きました。クレ
プトマニアではないか，間違いなく治療の対象だろうと言われました。入
院させようとしたのですが，勾留が長かった妻は閉じ込められるのを嫌が
り……」

そして被告人は，持たないと決めていたトートバッグについ財布を入れ
てしまい，財布と一緒にトートバッグを持ち，出入り禁止を言い渡されて
いたスーパーへ行った。もう3か月も経ったから誰も覚えていないだろう
と。

スーパーの警備員たちは「マークの女」が入店したと連絡を取り合い，
被告人がバナナや菓子を次々とトートバッグに入れるところを目撃。店外
へ出たところで「またやっちゃったね」と声をかけたのだそうだ。

裁判官は，父権的というか，思いつくままに大胆なことを口にするので
傍聴マニアの間では有名な人だ。被告人に対しこう言った。

「病気だと思ったと，前回の裁判でも言ってるよ。今この法廷で，またチャ
ンスをいただきたいと，前回と全く同じ趣旨のことを言い立ててもねぇ。

責任を取ろうという気持ちはあるんですか！　どんなにいいご主人でも
……裁判官だってねぇ，2度来て，3度来た，こうなるとねぇ。ご主人だっ
て，普通の方なら3度も法廷に立ちませんよ！　その深刻な思いを受け止
めないと。今何をしなきゃいけないか，結論が見えてくるんじゃないです
かっ？」

　刑務所へ行けということだ。

　「あまりにも，被告人の言葉を聞いてると，逃れたい，助かりたいとい
う気持ちが見えるっ。だから，裁判官，いろいろ言ったんだけど，私から
言うとご主人，神様みたいな人だよ。後ろ下がりなさい」

　被告人席へ戻れという意味だ。求刑は懲役1年4月。最終陳述で被告人
は，涙ながらに力を込めて述べた。

　「私は，これは逃げるということでなく，赤城高原ホスピタルできちっ
と治療を受け，この窃盗という……必ず直して社会復帰を図りますので，
誓って二度と行いませんっ。治療を誓いますので，よろしくお願いします」

　翌々週，判決が言い渡された。懲役10月，未決60日算入。

　当然，前刑（懲役1年）の執行猶予は取り消される。こんな病者を刑務
所へ落として誰に何の得があるのか。同種執行猶予中の再犯なら原則実刑
という量刑相場，つまり司法の秩序と威厳を護る以外に何の意味もない。
というか，かえって被告人には害悪になるのでは？　私はそう思った。

　2014（平成26）年4月，その被告人がまた東京簡易裁判所の法廷へ出
てきた。刑務所を出たあと，前回と同じスーパーで菓子2袋，販売価格合
計506円を万引きしたのである。逮捕時の所持金は4万9584円もありな
がら。

　被告人の反省文を弁護人が読んだ。こんな部分があった。

　「（刑務所から）帰ってきて，夫がいなかった。飼ってる犬がいなかった」

　出所してから赤城高原ホスピタルに入院するはずだったのに，なぜしな
かったのか弁護人は尋ねた。被告人は答えた。

　「入院より，自宅に誰もいないことのほうがショックでした。ショック
のほうが強かったです，誰もいないっていう。で，死にたくなりました」

　神様みたいな夫は，消えてしまったのだ，飼い犬を連れて！

201

検察官は「徹底した矯正教育を施すことが必要である」と述べ，懲役1年6月を求刑した。刑務所は矯正教育などできない。そのことは，この被告人が刑務所を出て間もなくまた同じスーパーで万引きしたことで証明されている。しかしタテマエとしては刑務所は矯正施設なので，矯正するためにと刑務所へ送る。国家のほうも相当に病的だと思う。

今回の裁判官は，ひたすら事務的に裁判を進めるタイプ。スムーズに懲役1年，未決60日算入を言い渡して終えた。

かつて某化粧品メーカーのトップモデルだった女性が，手錠と腰縄を付けられ「常習累犯窃盗」の被告人として東京地方裁判所の法廷へ出てきたこともある。老けてやつれて見えるけれども，姿勢がよく上品だった。何歳のときか不明だが，離婚して実家へ戻ったところ母親から追い出され，1人で娘を出産。母親との確執にだいぶ深いものがあるようで，そのころから万引きがとまらなくなったんだという。前科11犯，前歴8件。

都内の芸能人がよく住む地域に土地を持ち，アパートを経営している。金に困ってはいない。なぜ万引きしたのか。

「（万引きする瞬間のことは）覚えてないんです。捕まって，もうたいへんなことをした，すっごくほんとに後悔してます」

そう言って被告人は，終始さめざめと泣くのだった。

私は1年半前にこの被告人の「窃盗」を傍聴している。そのときの求刑は懲役2年6月。判決は傍聴してないが，懲役1年6月くらいだったのか。出所してすぐまたやったのだ。10年以内に3回以上，「窃盗」で懲役刑を受けていると「常習累犯窃盗」に〝昇格〟し，法定刑は原則3年以上となる。こうなるともう罰金刑も執行猶予もない。翌々週，判決が言い渡された。

「主文，被告人を懲役1年10月に処する」

法定刑の下限よりだいぶ下げた。裁判官もさすがにかわいそうと思い，特別に異例なことをしてくれたのか。そうじゃない。「常習累犯窃盗」となるのが初めての万引きで3年以上の懲役とされることはあり得ない。「酌量減軽」してだいぶ下げるのが普通なのだ。

*

執行猶予判決の場合，裁判官は判決理由をだいたいこんなふうに述べる。

「犯行は手慣れており悪質である。刑事責任は重い。しかし一方，反省しており再犯しないことを誓っている。家族が監督を約束している。以上を総合考慮して今回に限り社会内で更生する機会を与えることとしました」

いろんな事情を真剣に考慮し，あれこれ差し引き勘案してぎりぎり執行猶予としたかに裁判官は述べる。だがそれは空虚な嘘だ。万引きで公判請求される（＝正式な裁判の法廷に被告人として立たされる）のが初めてなら，執行猶予は決まりなのである。

決まりであっても，検察官は論告で「犯情は悪質，再犯の可能性は高く，刑務所での矯正教育が必要」と述べる。何も知らない被告人はおおいにびびるだろう。震え上がるだろう。だが，検察官の論告とはそういうふうに述べるものなのである。それも決まりなのである。「再犯の可能性が高い」といえる要素が皆無なとき，検察官によっては「再犯の可能性は低くない」と述べることもある。私みたいな傍聴マニアは「お～，検察官，良心的じゃん」と苦笑する。その程度なのだ。

そうとは知らず，執行猶予中にまた万引きをして「今回初めて病気と気づいて治療を始めた。再犯しないための方策も万全だ。裁判官は酌んでくれるだろう」と思ったら大間違い。弁護人がどんなに熱心に主張・立証してくれても，万引きで執行猶予中なら，もう実刑は原則決まりなのである。

ただ，ごくまれに再度の執行猶予とされることがある。一審（簡易裁判所または地方裁判所）は実刑だったが控訴審（高等裁判所）で逆転執行猶予とされることもある。そういうのも私はだいぶ傍聴してきた。

一審での再度の執行猶予は「今回初めて病気と気づいて治療を始めた。費用は十分にあり家族のサポートも万全」というケースが多いように思う。しかしそうであっても，ほとんどは実刑とされるのだ。

逆に，特段の理由もないのにぽろっと再度の執行猶予になるケースもある。2016（平成28）年9月に東京簡易裁判所で傍聴した「窃盗」がそうだった。

被告人は71歳の女性。「清掃の仕事」をし，地味でマジメそう。薄給の

息子と二人ぼっちの暮らしだという。2年前に万引きで懲役1年6月，執行猶予3年の判決を受けており，今回また万引きをしてしまったのだ。理由は「生活苦」とされていた。

今回の求刑は懲役1年6月。かわいそうだけど実刑は間違いない。懲役10月くらいの実刑とされ，前刑の執行猶予は取り消されて長く刑務所へ行くことになる。息子が1人で家賃を払っていけるはずがない。私は暗い気持ちになった。

翌週，裁判官が判決を言い渡した。

「主文，被告人を懲役1年に処する……」

あぁ，やっぱり実刑か。裁判官は被告人を5〜6秒見つめ，続きを述べた。

「……この裁判が確定した日から3年間，その刑の執行を猶予する。被告人を，その猶予の期間中，保護観察に付する」

いったいなぜ再度の執行猶予としたのか。71歳でマジメに地道に底辺の仕事を続け，息子も底辺の仕事なのだろう，母親との寄る辺なき二人暮らし。そこがこの裁判官の琴線に触れたんじゃないか。いや，もしかしたら，前述の〝階段〟をどこかで1段飛ばしており，ここで帳尻を合わせたのかもしれない[2]。

控訴審での逆転執行猶予は，私は東京高等裁判所で6件傍聴した。「傷害」や「詐欺」で，一審の判決後に大金を支払って示談が成立，それで逆転執行猶予になることはそう珍しくない。しかし万引きではかなり珍しい。

6件のうち1件のみ2016（平成28）年4月で，あと5件は2013（平成25）年7月から2014（平成26）年10月までの間に集中している。その頃，「クレプトマニア」のことを新聞がぽつぽつ取り上げた。服役しても「病気」は改善できないなどと。裁判官たちの間でも話題になり，明らかに病的で治療計画が万全なケースは逆転執行猶予もよかろう，と考える裁判官が出てきたのか。そうだとすれば，司法に対する信頼を深める，非常に重要な動きといえる。私は高等裁判所の「窃盗」の判決をなるべく多く傍聴する

---

2) 懲役1年に下げたのは執行猶予を付けるため。再度の執行猶予は1年以下の刑（または50万円以下の罰金刑）にしか付けられないのだ。

ようになった。

ところが，2014（平成26）年10月を最後にぱたっととまってしまった。「いっくらなんでもこれは逆転執行猶予だろ！」と思える事件も無残に控訴棄却（一審の実刑を維持）とされていく。なぜ？　要するにこうなのである。

「病気は病気，治療は治療。やったことの責任は取ってもらいます。それから治療でもなんでもしてください」

この考え方を「行為責任主義」という。

オービス裁判では，超過速度が80km／hを超えると罰金刑ですまない。前科なしでも懲役刑を求刑される。たかがスピード違反で懲役求刑もあるとは，ほとんど誰も知らないはず。

ただし，普通は必ず執行猶予が付く。「執行猶予付きなら屁みたいなもんだ。罰金刑のほうがよっぽど痛い」という者もいるだろう。だが公務員は，執行猶予付きでも懲役刑を受けると失職の対象になる。医師は医師免許を失いかねない。不動産業者はさまざまな資格を失う。ある医師は，100万円もの贖罪寄付をし，同僚や患者ら多数の嘆願書を提出，「どうか罰金刑に」と必死に求めた。しかし判決は相場どおり，執行猶予付きの懲役刑だった。

スピード違反の刑罰は，何よりも超過速度で決まる。万引きの刑罰は，前科で決まるのである。他の要素は，たとえ本人にとって人生を左右することであっても，見ざる聞かざる，思考を停止して，やったことの責任を問う。それが「行為責任主義」かと思える。

そのことを「公平」だという裁判官もいる。重大な不公平が誰の身にも降りかかる，という意味で公平なのかと私は傍聴席で聞いている。

そうそう，クレプトマニアの裁判はこれを抜きに語れない，という事件が2016（平成28）年に東京地方裁判所であった。被告人は前科5犯。結婚式を間近にまた万引きをやってしまった。しかし，婚約者は見捨てず，被告人が勾留中に婚姻届を出した。義理の父母は全面的な支援を行い，自らもカウンセラーである女性弁護人が，被告人の心を溶かしていき……。この話は長くなる。私のメールマガジン「裁判傍聴バカ一代」（火木土発行。

月額108円。初月無料）で詳しくレポートした。そのタイトルだけお知らせしておこう。

第1677号「クレプトマニアの過食嘔吐は脳内麻薬!?」

第1678号「サタンが万引きをさせるのだと母は言い…」

第1679号「万引き病，食べ吐きが心の支えだったと」

第1735号「クレプトマニア，私以外にもこんなに…！」

第1736号「それを全部を無駄にしてしまうのが刑務所」

第1737号「前科5犯の，あんたはシンデレラですか！」

第1756号「愛と感動の常習累犯窃盗，ついに判決！」

各タイトルを振り返るだけで，私は涙が出てくる。すごい裁判だった。映画化すればきっとヒットするだろう。

まだまだお伝えしたいことはいっぱいあるが，最後に傍聴マニアとして一つ。クレプトマニア，万引き病の方，またそのご家族に裁判の傍聴をお勧めしたい。

ほかの人が，「もう絶対しない！」と誓ったのにどんなシチュエーションでなぜまたやってしまったのか。あなたのほうが私なんかよりずっと深い理解，感銘を得られるはずだ。裁判では，被告人の夫や父母が情状証人として出廷し，再犯させないために今後どう指導監督していくかを述べる。それを聞いてあなたは「そんなことで再犯を防げるはずがない」と思うかもしれない。被告人は「もう絶対しない」と固く誓い，そのためにはここに気をつけると約束する。それを聞いてあなたは「この人はきっとまたやる」と思うかもしれない。

何より，なぜ万引きを繰り返してしまうのか，その根本原因を誰も深くは掘り下げないことにいらだちを覚えるはず。そのいらだちの先に，ご自身の根本原因が見えてくるのではないか。上記のメールマガジンの裁判ではその掘り下げがあり，私は激しく感動した。

1件か2件傍聴して分かった気になるのではなく，とにかく次々と傍聴してほしい。そのほうが深いものが見えてくるだろうと思う。私はまだまだ裁判傍聴に通い続け，メールマガジンでレポートし続ける。

206

第**6**節 治療機関における 実践活動

I サイコドラマ

松本功

1 サイコドラマとは

サイコドラマとは，J.L.モレノ（Jacob Levy Moreno：1889-1974）が創始した即興劇を使った集団精神療法である。トレーニングを受けたサイコドラマ専門家の監督・演出の下に，通常，ウォーミングアップ，アクション，シェアリングの3段階を経て，約1～2時間程度の時間内で即興の劇を行う。

患者の抱える問題や課題／テーマについて，「頭」だけではなく，演技すなわち行動を通じて理解を深め，解決や統合を目指していく集団精神療法であり，演者（主役や脇役。脇役のことを補助自我という）のみならず，観客もまた重要な役割を果たす。あらかじめの台本がなく，主役が，今ここで語る内面を即興の台本として監督がドラマの演出をする。参加者が即興で主役になったり，補助自我になって舞台に登場したり，観客となってドラマの証人になったりする。補助自我自身も主役の人生を一緒に経験することによって成長することができるのである。

舞台といっても劇場のような特別な空間や設備は必要ない。部屋や場所があれば，そこが即席の舞台となる。主役の心に起こることが，舞台上にありのままに投影され，具体的な形になり，見えるようになる。通常は半円形にいすが並べられ，半円の開いた部分が舞台になる。大道具，小道具にあたるものは，通常，参加者がそのものになったり，いすや座布団などで代用する。例えば，参加者が，場面の木になったり，太陽になったりする。

監督は演出のために，いろいろな技法を用いるが，その主なものを紹介する。

「ダブル」：主役に対して，もう一人の主役をつける。主役のそばにいて

207

主役の体験に同調し，主役と同じ姿勢，行動をとる。ダブルは母親が赤ちゃんの気持ちを読み取るように，主役の気持ちを分かち合ったり，主役が気づいていない感情を気づかせてくれる。

「ミラー」：主役の振る舞いを，補助自我が鏡に映すようにまねて演じるのを，主役が距離を置いて見る。これは自分を客観的に見ることになり，それによって主役は新しい気づきを得たりする。

「役割交換」：相手の立場になって見る。身体ごと相手と位置を交換して，主役が語った同じ言葉，しぐさを使う。例えば，主役が母親と対話する場面で，主役が母親のいた位置に移り，母親になりきり，母親役の補助自我は主役のいた位置に移り，主役になりきる。他者の感情や感覚を理解することが必要なときや，自分についての洞察が必要なときに他者の目から見させるときなどに使う。

一つのドラマの演技が終わると「シェアリング」がある。主役のドラマを観て起きた同じような経験や感情を皆で分かち合う（シェアする）。主役とグループとの間に深いつながりが生じる。

ここで，サイコドラマが，なぜ治療的に働くのか，その原理を述べておこう。

① 役割理論

ある状況のある瞬間における振る舞い方を役割（ロール）といい，感情・思考（価値観）・行動の3要素からなる。人の行動を役割および役割同士の関係から見るのである。サイコドラマで登場するロールは，単に社会的次元（例：親，裁判官および自然の事物など）にとどまらず，生理学的次元（例：食べる人，眠る人など），心理学的次元（これを特にサイコドラマ的ロールという。例：淋しがり屋，人生を楽しめる人など）を含めた包括的なものになる。

さらに，役割とは発達成長するもので，a.適切な b.発達し過ぎた c.発達不十分な d.葛藤的な e.欠けているロールに分類したり，その働き方からa.前向きな b.対処的な c.断片的なロールに分類したりする。この分類をもとに役割を分析し，統合や治療につなげる。

② ソシオメトリー

ソシオメトリーは，社会を表すSocioと，測定を表すMetryを合わせたモレノの造語である。集団内部の情緒的な関係やつながり（これをテレという）を計る方法で，お互いに肯定的につながっているのか，反発し合っているのか，あるいは無関心なのか？ あるいは一方的なのか？ などを見立てる。

ある状況における個人内部のロール同士のソシオメトリーを，カルチュラル・アトムという。アトムとは物質の最小単位である原子のことであるが，モレノは人のパーソナリティを表す単位として，文化的・歴史的に影響を受けるので，このように呼んだ。また，社会的なロールおよびロール同士の関係のソシオメトリーをソーシャル・アトムと呼ぶ。個人の成長や，グループの凝集性を，このソーシャルおよびカルチュラル・アトムの変化で見ることができる。

③ システム理論

システム理論とは，ある個人に起きた現象を，単にその個人の問題に原因を求めるのではなく，個人を取り巻く周囲や環境との関係でとらえていくことである。個人のロールおよびロール同士の関係は，一つのロールが変化すれば，システム全体にその影響が及ぶ。すなわち，ソーシャルおよびカルチュラル・アトムの変化や修復が起きる。それが個人の成長や個性の発展およびコミュニティーの成長につながる。

④ 自発性理論

自発性とは，臨機応変な対応をしたり，古い文化に新しい息吹を与えたり，新しい環境をつくり出したり，人格を発展させたりするものである。自発性が自発性を生む。ウォームアップとは，自発性の一つの形であり，サイコドラマのすべての技法は，ウォームアップを高めるためにある。ウォームアップとは，準備することであるが，具体的には，メンバー全員でゲームをしたりして心身を安全に自由に働かせて演技できるようにしたり，ドラマのテーマを浮かび上がらせて主役になるように準備したり，ディ

レクターがリーダーシップや演出力・分析力を働かせるように心身ともに準備していくことである。

即興性はこの自発性を促し，創造性を生み出す。遊びやユーモアを大事にすることにより，現実生活のなかでは十分に経験されなかったり，表現されなかったりしてまだ目に見えていない次元のことも舞台上に表現し，カタルシスをもたらしたりする。これをサープラス・リアリティ（余剰現実）という。

2　実際のセッションの例

筆者の勤務する病院では，クレプトマニアに対しては，12ステップを土台にしたグループミーティングであるMTM（万引き盗癖ミーティング）が行われていたが，2015（平成27）年6月からクレプトマニアのために，自分を見つめることに役立ててもらおうと，サイコドラマ「マンドラ」が新プログラムとしてスタートした（「マンドラ」とは万引きの「マン」とサイコドラマの「ドラマ」とを合成した筆者の造語であり，本質や真理を表す図とされる「曼荼羅」に語呂を似せている）。

同じ頃，あるクレプトマニアの患者さんから，サイコドラマを使って模擬裁判をやってほしいという希望があった。その模擬裁判をサイコドラマで試みたところ，好評を得た。クレプトマニアの多くの患者さんにとって，厳しく自分と向き合わざるを得ない裁判は，切実な共通のテーマであることが実感された。

ここでは，その模擬裁判と，その後のセッションから一例を紹介する。なお，セッションの内容は，個人情報保護のためにテーマに影響がない程度に変更が加えられている。

① マンドラの構造
目的：クレプトマニアからの回復のために自分を見つめる
時間：90分，毎月第1火曜日13：30〜15：00
場所：院内のミーティングルーム
対象：MTM参加者で主治医の許可を得た者

スタッフ：筆者が監督。スタッフは精神保健福祉士1名（本書編者の竹村院長が特別参加中）

アンケート：セッション後に，参加者にはセッションに対する感想や意見を書いてもらう

②　セッション例1：模擬裁判

参加者：19名

主役A子（女性・50歳，執行猶予中に再犯し，現在公判中）のテーマ：「病院の治療でやってきたことの集大成として，模擬裁判をしたい。裁判のあるなしにかかわらず，みんなと裁判の体験を共有したい」

　監督はグループのウォームアップを十分した後，A子が主役として立候補しているのでグループからの同意を得る。A子にインタビューをして，テーマを確認する。その後，アクション段階に移る。主役が，グループから自分のダブル，弁護士，裁判官，検事，書記2人，傍聴席に家族を2人，傍聴人3人，司法修習生，次の裁判を待っている被告人2人を観客のなかから選び，舞台上に配置して法廷の場面をつくる。

　主役は，法廷の入り口の外で入廷直前の気持ちを，ダブルとともに独白しながら語る。

主役：「はぁ〜，こんなはずではなかった。子どもたちに会いたい。……ごく当たり前の日常，普通の生活がいかに幸せであったか。つらい。泣きたい。だけど仕方ない。やってきたことは盗品の山。すべて自分が悪いけれど逃げ出したい。誰か代わって！　お母さん，助けて！」

ダブル：主役の手を握り，「家族はね，待っている。やるしかないよ，こまできたら。一緒にがんばろうよ。応援してる。A子ならできる！」

　共感できるメンバー数人が近くに寄る。B子「こうならないと気づけなかった自分！　でも私は分かったよ。今までのA子ではない。ちゃんと気づけて学べた自分がいる！」。C子「何があっても怖くない！　A子頑張れ，大丈夫よ！」。D夫「心配してないよ，A子なら絶対やれる！　やってのけるんだ！」。

ダブル：（主役の手をぎゅっと握りながら）「大丈夫！　大丈夫！　A子な

らできる」

監督は，主役とダブルに法廷に入ってもらい，主役に裁判に必要なそれぞれのロールと役割交換させ，インタビューし，それぞれの役から主なメッセージを引き出す。

検事：「病気病気と言っているが，何回もそう言って言い逃れをしている。前の事件のときも，『次はもうしません。反省しています。ごめんなさい』と言っている。懲りてないのですか？」「ことの重大さ，善悪が分かりますか？」「病気だろうが，なかろうが，絶対刑務所に入れてやる！」

弁護士：「与えられた最後のチャンスと思って，治療を優先させてほしい」

裁判官：「前回，私の前で流した涙は嘘だったのか？　あの温情な処遇を言い渡した後，すぐパンを盗りにいったのか。けしからん！」

家族1：「必ず回復して帰ってきてね」「あんなにかわいかったA子ちゃんが，まさかこんなことになるなんて！」

家族2：「なぜこんなことに？」「かわいそうに，代わってあげたい！」

主役の位置に戻った主役は，最後に，検事，弁護士，裁判官，親戚などからのメッセージを順番に聴き，その後，一斉に聴き，全体の状況を感じてもらう。

主役は，検事に対して，「病気だとは，やはり思ってくれないんだ。私は病気なんです。クレプトマニアという病なんです。病気だったら治るんです。治ると信じて治療させてください」と訴える。すると，ダブルも，「そうだよ！　そうだよ！　治療を優先させるべきだよ」と同調する。主役は号泣し，ほかのグループメンバーも涙を浮かべる。

シェアリング段階では，監督は，舞台に立ったメンバーに，それぞれ役を降り，自分自身に戻り，主役を感じる距離に立ってもらい，気持ちを分かち合ってもらう。主役の足下にひざまずいて主役の脚に手を載せる者，横に立って主役の肩に手を添える者，後ろに立つ者，少し離れて立つ者など，メンバーはさまざまな距離にいる。肩や手にふれながら，「あなたなら大丈夫」「やれるやれる！」「やれる，頑張れる！　赤城高原ホスピタルでやって来たから」などと，主役に気持ちを伝える者もいれば，遠くに立ってただ見守っている者もいる。

アンケートからは，「私も裁判を控えている身なので今回の裁判は全く他人事と思えず，一言一言を重く受けとめました。私は裁判官をやりましたが，私の言った台詞は，自分に言われている言葉なんだ。私はどうしていかなければいけないんだろう。本当に考えさせられた貴重な体験ができました」「自分に置き換えて全体を見ることができました。クレプトマニアだから，治療を優先させたい希望と，再三の万引きを繰り返し罰を受けなければならない現実。私自身も理解している現実。でも希望である治療の継続。身につまされる思いでした」「大丈夫だよ，待っているからね，と声をかけられすぎるとつらくなります。裁判という現実，怖いです」などが寄せられた。

セッション例1のプロセスを振り返ると，最初のウォームアップ段階では，グループが安全で自発的になるように，ゲームなどを織り交ぜてグループのソシオメトリーが肯定的なテレでつながるように工夫した。

アクション段階では，登場人物を全部舞台上に出し，そのときの主役のソーシャル・アトムを調べる。それぞれのロールとやりとりすることによって，主役内部のカルチュラル・アトムも明らかになり，変化が必要なロールおよびロール同士の関係をアセスメントし，修復していく。未完了のものがあれば完了させ，サープラス・リアリティをつくって，カタルシスを起こしたりする。

シェアリング段階では，主役は，自らを深く開示して無防備な状況でもあり，メンバーから経験や感情をシェアされることによって，グループとより深く情緒的につながることができる。つまり主役およびグループそれぞれのメンバーのソーシャルおよびカルチュラル・アトムも修復される。

③ セッション例2

参加者：8名。主役E子のテーマ：「傷ついた自分も受け流せるようになりたい」

主役は「入院して万引きはしなくなり，一時的に自分のことが好きになれたと思っていたが，調子の悪いとき，話を聞いてほしいときに，看護師さんに忙しいからと素っ気なくされると傷ついてしまう。そんな自分が嫌

い。これまでは，病気のせいにしたり，人のせいにして逃げていた。受け流せるようになれてこそ回復だと思う」と述べる。つまり，入院治療の結果万引き行為がやんでも，決して楽になるわけではなく，今まで見ないできた現実と向き合わざるを得なくなる。そのつらさに主役は直面しているのである。看護師さんに素っ気なくされて，調子が悪いときに傷つく自分（サイコドラマ的ロール）E2と，調子がよいときに受け流せる自分（サイコドラマ的ロール）E3の役をしてくれる人（＝補助自我）を観客の中から選び，舞台に配置してもらった。そして次に，E2，E3を「彫刻」（人を彫刻のように形にして見える化したもの）にしてもらった。主役は，離れたところ（ミラーの位置）でE2，E3を見ている。次に主役はE2と役割交換して，傷つくときに起こるそのロールを監督がインタビューして調べると，「こんなつらい状況から逃げたい，見たくない」という側面が大きいことが見てとれた。一方，調子のよいときの自分E3と役割交換すると，「主治医や看護師さん，書き物をして忙しそうだから，また時間がとれるときにしよう」という側面が前面に出ていることが見てとれた。

　再び，役割交換をして，主役が，E2とE3の両者をミラーの位置から見ると，「調子のよいときの自分E3は，自分のことだけではなく人のことまで気遣える優しい自分がいるな」と言う。悪いときの自分E2については，「つらいときはクレプトマニアに逃げていて，ある意味楽だった。具合の悪い自分を切り離せたらいい」と言う。それで，監督は舞台からE2を降ろして観客席に戻し切り離してみると，E3を演じていた補助自我はかえってバランスが悪いと，フィードバックしてくれた。主役もE3に役割交換して入ってみると，バランスの悪さを実感した。それで，監督はE2を舞台上に戻し，主役にミラーの位置に戻ってE2とE3を見てもらうと，主役は，「嫌な感情はなくなればいい，そう思っていてアディクションに走っていたが，その嫌な感情も自分を守るために必要な感情だ，負の感情があっても悪くないのだと気づいた」と言う。

　シェアリングでは，他のメンバーから，「感情にはよい悪いはないと思った」「自分は大嫌いと思っていたが，逃げてもいいと思った」「ネガティブな感情はあってはいけないと思っていた。プラスマイナス両方あっていい

んだなと思った」といったことが述べられ，アンケートでは，「一つの出来事に対するさまざまな感情をちゃんと見つめることで気持ちの整理ができることが分かりました」などが寄せられた。

セッション例2のプロセスを振り返ると，E2は発達しすぎた回避的なロールであり，E3には状況を判断して妥協するロールであったが，いずれも対処的な側面が優勢であることが分かる。当初，主役はE3を受け入れていて，E2を切り離して断片化しようとしたが，システム的にバランスの悪さを自覚し，E2に自分を守ってくれる積極的な意味を見いだし，自分自身とE2との関係が肯定的に変化する。それによってロールシステムが安定することに気づくのである。看護師との対処法というソーシャルロールというよりは，自分のなかの負の感情を受け入れるようになり，カルチュラル・アトムに修復が起きたのである。

これまでに，月1回で14回のセッションを重ねてきた。参加者は平均13名で，約9割は女性であった。主役のテーマは，病室や店で万引きをしたり，捕まったときの自分を振り返る，裁判所での検事や裁判官とのやりとり，万引きをして親に怒られる自分など，万引きをしてしまった自分と向き合うものが多く，ほかに，よいときの自分を見たい，トラウマを癒やしたい，（合併した）薬物依存の自分と平静の自分を見たい，などもあった。

3　終わりに

1年あまりではあるが，マンドラをしてきた感想を述べておきたい。

刑務所などで服役者を対象にしたサイコドラマは以前から行われていたが，クレプトマニア患者だけを対象にしたサイコドラマについては，寡聞にして，ほかで目にしたことがない。彼らは，窃盗犯罪行為の取調べ中，公判進行中，服役後などの患者が多く，問題が切実である。また，一方で犯罪者という一般人への引け目や孤立無援感，病気と認めてもらえず治りたくてもなかなか治らない無力感も強い。その分，問題や感情を分かち合えたときの凝集性は高い。セッション例1のように，ほとんどの参加者が涙を流すほどの深い感動が得られる治療セッションが少なくない。クレプトマニア患者対象のサイコドラマ，マンドラの癒やしの効果を実感してい

るところである。

　過去10年間に約1700例の常習窃盗者の治療にかかわってきた竹村道夫院長は，現在，最も効果が期待される治療技法の一つとして，応援してくれている。自らも1メンバーとして参加し続けてくれ，ときに悪役もためらうことなく演じてくれる，名優竹村院長に感謝する。また，スタッフとして，記録係として，そして，ときどき重要な補助自我をしてくれた当院ソーシャルワーカーの伊藤暁美さん，そして，自分と向き合い，ありのままに表現し，深い感動と知恵をもたらしてくれた勇気ある患者さんたちに心から感謝したい。

▶文献
・J.L.モレノ著，増野肇監訳『サイコドラマ』白揚社，2006.
・マックス・クレイトン，フィリップ・カーター著，松本功訳『いのちのサイコドラマ』群馬病院出版会・弘文堂，2013.
・マックス・クレイトン著，中込ひろみ・松本功訳『ロールトレーニング・マニュアル』二弊社，2013.
・日本集団精神療法学会監，北西憲二・小谷英文・池淵恵美・磯田雄二郎・武井麻子・西川昌弘・西村馨編『集団精神療法の基礎用語』金剛出版，2003.

Ⅱ　窃盗事犯公判傍聴

羽生麻里

1　はじめに

　私は，クレプトマニア・処方薬依存・アダルトチルドレン等々の依存症を抱える30代の女性で，25年以上のクレプト歴がある。

　私の犯行は，職場の備品や更衣室のロッカーから現金を盗んだり，処方薬を盗むなど，一般的なクレプトマニアとは少しタイプが異なる。

　これまでに数え切れないほどの犯行を繰り返してきたものの，幸いにして一度も司法沙汰になったことはない。しかし，自分自身も苦しく，自殺願望が強く，実際に首を絞めるなどの自殺企図や自殺未遂もあった。

　クレプトマニアと診断をされ，治療を始めてから5年目を迎え，現在も一進一退を繰り返しながら，万引きや窃盗を手放したことによる生きづらさと葛藤をしながら，クリーン3年目の日々を送っている。

2 窃盗事犯傍聴

　私が地方裁判所・高等裁判所の窃盗事犯の傍聴を始めたきっかけは，万引きや窃盗行為をさんざん繰り返してきたにもかかわらず，一度も警察に捕まったことがなかったこと，しかし行っていることは犯罪であり，立派な犯罪者であるという自覚があったからである。

　そして，たまたま赤城高原ホスピタルのホームページで地方裁判所・高等裁判所窃盗事犯傍聴ツアーの案内が書かれた記事を見つけ，すぐさま参加してみたいと思い，院長（竹村道夫医師，今の主治医）に連絡した。これまでに三つの裁判所で25回，延べ76件の窃盗事犯の裁判を傍聴見学した。

　一般の人が証言台に立つ機会はなかなかなく，自分自身もないが，多くの仲間が立ったことのあるとても緊張する場所である。

　職業的犯罪者や浮浪者や住居侵入者なども多く，赤城高原ホスピタルや京橋メンタルクリニックでは少数派の事案もある。摂食障害やクレプトマニアの事案は，仲間や自分を見ているような感覚になる。審理が終わり，傍聴席の家族や親族が，手錠と腰縄をつけて警察官や刑務官に連れていかれる被告人を目の当たりにし，涙を流している姿を見ると，もし自分がこの法廷に立っていたら，私の両親も同じ思いをするだろうと感じ，とても胸が痛む。

　もし自分が起訴されていたらどれくらいの求刑を言い渡されるのだろうか？　どれくらいの判決を言い渡されるのだろうか？　などと傍聴見学をすることで被告人を自分と置き換えて考えることができる。

　さらに，もし私が裁判官だったら，現在治療していることで前回の法廷に立っていたときと何が違うのか，どう変わったのか，が一番知りたいことなのではないか？　などとさまざまな立場から考えることで，実際に裁判を受ける立場になったときの参考にもしている。

　また，私の地元で，クレプトマニアに該当するような被告人の裁判を見学することがあった。そのことから，同じ病に苦しむ人たちのために，地元にKAを2017（平成29）年11月に設立し，12月からスタートした。現在，月に1度開催しており，いずれは毎週開催したいと考えている。

3　ケーススタディ（事例紹介）

①　ケース1―クレプトマニアが疑われる事例

開廷日：2014（平成26）年8月14：30～

裁判官1名・書記官1名・検察官1名・弁護士1名で審理が行われ，傍聴人は筆者を含め8名。

事件名は窃盗で，被告人は20代後半の女性，犯行当時の彼女は無職であり，罰金刑の前科1犯があり，今回は在宅からの出廷だった。

*

　2014（平成26）年1月29日，地元のスーパーで食品48点の商品，合計1万2048円相当を万引きし，今回の事件となった。

　被告人は両親と妹の4人暮らし。高校を卒業後に父親の会社を手伝っていたが，その後は無職で，ふだんは家事をしている。摂食障害（過食嘔吐）と解離性障害の精神疾患を抱えている。

　両親より月に2000～3000円のお小遣いをもらっているが，それだけでは足りず，本当は7000～8000円欲しいという。

　初めての万引きは，チョコレートを含む食品を1500円くらい買うつもりでお店に行ったときで，その気は全くなかったが，買い物をしている最中にもっと食べたいと，欲求にかられて盗みに及んだ。食べたいという欲求は急に起こってくる。

　今回の事件は，商品をショルダーバッグやエコバッグに入れているところを保安員に見つかり発覚。万引きした商品はほとんどが食品だった。

　2010（平成22）年12月には化粧品を万引きし，罰金刑の前科がある。前回の罰金刑から今回の事件発覚まで，万引きは繰り返していたが，何回したかは覚えていない。

　被告人は，摂食障害と解離性障害の治療のために，2005（平成17）年から精神科を受診しているが，医師との相性が悪く，病院を転々としている。2011（平成23）年からは，S市S区にある病院に通院している。ここで薬を変更し，良くなるのではないかと期待しているが，現段階で摂食障害は良くなっていないし，薬の効果も分からない，と本人は感じている。

また，万引きのことも医師に話しているが，何のアドバイスもない。解離性障害においては，ときどき記憶がなくなる。

今回の事件で，被告人は被害店舗に謝罪文を提出し，被害弁償をしている。

今後は通院を継続するとともに，買い物に行くときは両親に声をかけ付き添ってもらい，もしお小遣いだけで足りないときは両親に相談をするなどの対応をしていく。また，万引きは我慢すればやめることができるかもしれないので，二度としないように頑張りたい，と被告人は話していた。

検察側からは，過去に罰金刑の前科があっての累犯で，人影のないお米売り場で犯行は手慣れており，被害店舗としては死活問題だとし，常習的で情状酌量の余地はないため1年の実刑を求刑した。

一方，弁護側からは，被告人本人は反省をしており，被害店舗への謝罪文提出と被害金額を弁償している，所持金の範囲内で買い物をする予定であり，当初から犯行を考えていたわけではない。摂食障害や解離性障害の精神疾患を抱えており，その影響下で行動制御能力が低下していたために行った犯行である，今後も病院への通院継続と家族の協力により，再犯防止できる可能性が十分にある，として執行猶予付き判決を求めた。

＊

本日で結審となり，次回は1週間後13：15〜判決の言い渡し。

② ケース2─ケース1の判決の言い渡し

開廷日：2014（平成26）年9月13：15〜

裁判官1名・書記官1名・検察官1名・弁護士1名で開廷され，傍聴人は筆者を含め5名。

事件名はケース1と同様。この被告人の判決を見届けたかったので，再度傍聴した。

＊

《判決の言い渡し》

【主文】

懲役10月，執行猶予3年

【理由】

・2014（平成26）年1月，被告人は買い物目的でスーパーに入り，食品を目の前にしたことでもっと食べたいという摂食障害の衝動にかられての犯行である。

・2010（平成22）年に罰金刑の前科がある。

【量刑】

・食品48点，1万2048円もの品を買い物かごに入れ，人目につきにくい場所へ移動し，エコバッグやショルダーバッグに隠し逃げようとした行為は大胆かつ悪質である。

・2010（平成22）年に罰金刑という前科があっての再犯である。

・買い物目的でお店へ入ったものの，摂食障害によりもっと食べたいという欲がわいたものの所持金だけでは足りず今回の犯行に及んだ。

・万引きした商品は，チョコレート，ハンバーグ，ジャムなど摂食障害に関する品物である。

・被害店舗には弁償済み。

・被告人自身が反省の意を述べている。

・家族の協力を得る約束をしている。

・摂食障害と解離性障害の治療を継続する約束をしている。

　これらを考慮し，酌むべき量刑であると判断し，懲役10月執行猶予3年の判決となった。

　刑の執行を猶予している間に再犯を含め刑事事件を犯した場合には，10月の服役となる。そして，その刑は次の刑と合わせての期間になるため10月以上の服役となる。

　刑の執行を猶予し，被告人が社会で暮らしながら再犯防止のために努力することを期待し，更生することを願っているとの裁判官の言葉で閉廷となった。

③　ケース3—赤城高原ホスピタルおよび京橋メンタルクリニック通院中の被告

開廷日：2015（平成27）年3月13:30〜15:30

裁判官1名・書記官1名・検察官2名・警察官2名（うち1名は女性）・弁護士1名で開廷され，傍聴人は筆者を含め23名。

事件名は窃盗で，被告人は，前科3犯（9件のうち万引きは3件）の女性で，拘置所からの出廷だった。

＊

この公判は，被告人の夫に対する証人尋問だった。

《弁護人からの質問に対して》

被告人は，京橋メンタルクリニックにおいて竹村道夫医師より，クレプトマニア・摂食障害・アルコール依存と診断を受けた。

被告人の夫は，こころの相談室「リカバリー」に通い，カウンセラーの吉岡隆氏より，共依存であり，夫が妻の依存行為を促進していると指摘された。

2015（平成27）年3月17日に赤城高原ホスピタルを受診し，竹村医師の診察，1人約30分4人の当事者から話を聞くプライベート・メッセージ，グループミーティング，などが行われた。4月21日に再度赤城高原ホスピタルを受診予定である。

証人である夫は，今後被告人である妻の病に対してどう向き合っていくかを本人とよく話し合っていく。

前回の裁判を受けたときからクレプトマニアは知っていた。仮に服役することになっても妻を支えていく。今回の逮捕を受けて，①お酒をやめる，②家計簿をつける，③買い物には1人で行かない，④出所後は赤城高原ホスピタルに入院をする，⑤服役中でもこころの相談室「リカバリー」の代表である吉岡氏との手紙によるカウンセリングを行う，などを妻と約束した。

《検察官からの質問に対して》

赤城高原ホスピタルは予約入院であることは知っている。

院長である竹村医師より出所後の入院を勧められている。入院は，社会復帰がいつになってもできる。入院に際しては，証人である夫が病院まで付き添い，入院期間は3〜6か月だと聞いている。

退院後は被告人を1人で買い物には行かせない，仕事が平日9:00〜

17:00の事務職で，役職をもっているので，就業後や休日に一緒に買い物に行く，家計簿をつけさせ金銭管理を行う，などに注意し監視していく。また，服役中もずっと妻のサポートを続ける。

被告人とは，3年前に結婚をし，前刑の仮釈放前の半年〜1年は同居生活を送っていた。

被告人の兄は，被告人が今回の公判を受けていることは知らない。

夫として，妻の治療に一生付き合っていく，などと話していた。

《弁護人からの被告人質問》

昨日の夕方から食事が摂取できなくなったため，独居房へ移動し，両手足を拘束された状態で鼻腔からの食事が始まった。

いくら，食事がとれなかったり，意識が朦朧としていても，窃盗をしたことはいけないことであり反省するとともに，情けないと思っている。

12月10日に捕まったときの体調は，今よりもひどかった。白血球も赤血球も基準値を大幅に下回り，輸血が必要な状態だった。

服役した前刑務所の札幌刑務所で，低栄養状態だと言われた。

前刑を仮釈放で出た後は，精神面に関しては京橋メンタルクリニックを12月6日に受診する予定だったが，予約が一杯で受診できず，1月まで待つ予定だった。それまで自宅の近隣にある女性の心のクリニックに通院し，身体面の治療をするために内科のみを受診していた。

仮釈放で出所した後，12月9日に再犯をしたが，そのときは被害金額などを弁償することと，病院を受診して治療することで被害届を出されず，不起訴という形で許してもらうことができた。

今回の事件となった犯行は，薬局にてうつに効く漢方薬など大量の薬やお菓子や栄養ドリンクなど，自分の身体の栄養になりそうなものを中心に窃取した。

今も頭痛などの身体症状がある。

12月10日に逮捕されるまでの体重は，前刑を受けた際の公判時は35〜36kgで，札幌刑務所服役中は30kgを切っていた。

今回，原宿警察署に護送されたときは32kg，東京拘置所に移送されたときは着衣の状態で27kg，昨日の段階で30.5kgで，警察病院のICUに

入院した。

被告人は，クレプトマニア・摂食障害・アルコール依存がある。摂食障害は，ほかの人と比べて極端に食べる量が少なく，偏食であるなどの特徴がある。留置所などの食事は脂っこいものが多く，胃がむかむかするような食品ばかりであり，あまり食べることはできなかった。

病気は単なる言い訳である。だが，クレプトマニアに対しては赤城高原ホスピタルや京橋メンタルクリニックの医師や，カウンセリングの吉岡氏を頼って治療する。

体調が悪くても万引きはしてはいけないことであり，依存物に逃げているだけである。今後は自分の心を強くしていく。

服役中も吉岡氏と手紙によるカウンセリングを続けることを希望し，受刑中もほかの受刑者と同じようにきちんと工場で働き社会復帰をしたい。服役するにしてもしないにしても入院を約束する。今回の再犯を犯す前に一度でも受診していれば，もしかしたら今とは違っていたのかもしれない。

病院退院後は，夫が仕事をしている時間帯は外出せずに家の中でできる趣味を多くもち，買い物はネット通販などを利用し，自宅から近い京橋メンタルクリニックへ通院する。

服役中の生活も，健康な身体で工場へ出て仕事を行い，心身ともに強くなりたい。摂食障害と持病の慢性膵炎が体重減少の理由でもある。

服役後も吉岡氏のカウンセリングを継続して受けたいなどと話していた。

《検察官からの質問に対して》

前刑を受ける前に1人で暮らしていた家は，荷物などがあるため夫に家賃を支払ってもらい，今も継続してもっている。

クレプトマニアの治療には，自助グループが必要だと吉岡氏は話しており，過去に通ったことはあった。しかし，自分の力で治せると思い，通うのをやめてしまった。実際には無理だと気づいた今は，専門医（京橋メンタルクリニック）などを頼っている。

今回の再犯は前刑から5年以内であり，前回は仮釈放時に入院することを約束しながら実際にはしなかった。今回は入院することを約束し，受刑

生活が長くなり徐々に入院することへの意識が薄れていくことがないよう意識し続けることを約束する。

社会に出ているときは，体重が少なくても元気だった。

前刑を受ける前からクレプトマニアのことは知っていたが，服役生活が忙しかったり，本などがなかったため勉強する時間がなかった。

今後は，病院を受診した夫から話を聞いたり，本や吉岡氏に教えてもらった資料で勉強をしていく，と話していた。

《裁判官からの質問に対して》

今回の被害金額である6647円を支払うだけの所持金を当日は持っていたが，犯行当時は漠然とした不安に襲われ，不安で不安で仕方がなかったことと，それだけのお金を出費するのがもったいないと感じて犯行に及んだなどと話していた。

《検察官からの意見》

被告人は過去に前科3犯9件もの事件で逮捕されており，そのうちの3件は万引きである。仮釈放後1年以内の再犯であることや，前科前歴などを考えると常習的であり，規範意識が欠如している。被害金が還付済みではあるものの根深いものであり刑事施設での長期更生が必要である。

よって被告人に懲役1年6月の実刑判決を求める。

《弁護人からの意見》

被告人は素直に犯行を認めている。行動制御障害である摂食障害・アルコール依存症・クレプトマニアに罹患しており，健康状態に問題がある。

DSM-5にある「A. 個人用に用いるためでもなく，またはその金銭的価値のためでもなく，物を盗もうとする衝動に抵抗できなくなることが繰り返される。」には該当しない。だが，犯罪白書などでも紹介されるなど，今では竹村医師による広義解釈説（序章10頁参照）が支持されるようになっている。

また，被告人には2000万円もの資産があることなどを考えると，窃盗が金銭的価値のためでないという診断マニュアルのA基準にも該当する。

さらに，重度の摂食障害はクレプトマニアの合併症でもあり，心神耗弱とまではいかないが，窃盗行為に対する判断能力が一定程度減退していた

と考えるのがふさわしい。

過去に受診歴のあった京橋メンタルクリニックへの受診を希望したが，初診と勘違いされ，受診することができなかった。

犯行当日は内科を受診し，薬局にて偶発的に自分の身体によさそうな栄養ドリンクなどを窃取した。被害金額は6647円とやや高額ではあるが，被告人は病気を犯行の理由にしたくないと話している。

入院に対する意欲が減退しないうちに早急に入院治療を受けるべきである。

家族である夫も職場で役職があり忙しいなか，被告人を支えるために家族会に参加したり，プライベート・メッセージ（当事者からの話を聞く），医師からのアプローチを受けるために通院をしている。

被告人も被害者へ謝罪文を作成したり，余罪を正直に警察官へ話したり，自身の内省を行っている。自助グループである集団ミーティングだけでなく，カウンセリングも継続していくと話している。

クレプトマニアは徐々に認知はされはじめているが，理解はまだまだされていない。被告人が治療意欲を失う前に，社会復帰後の再犯を考慮し，服役ではなく，早急に治療を開始すべきである。

よって，被告人を刑事施設での長期服役ではなく，早期に治療を開始できるよう寛大な判決を望む。

*

最後に，被告人から，「低体重になったが再犯したことは反省している。今の私が一番直すべき点は，再犯をしないことも含め強い気持ちと心をもつこと。今回を最後に夫と協力をし，治療を続けていく」と話があった。

本日で結審となり，次回は2週間後13:20から判決の言い渡し。

④　ケース4―赤城高原ホスピタルに入院していた患者の控訴審

開廷日：2015（平成27）年9月13:30〜

裁判官3名・書記官1名・検察官1名・弁護士1名で審理が行われ（高等裁判所）傍聴人は筆者を含め13名。

事件名は窃盗で，被告人は70代の女性で在宅（赤城高原ホスピタル）か

らの出廷だった。

*

　この公判は，控訴審であった。

　検察官は，診断書と嘆願書は不同意であると冒頭で述べた。被告人がクレプトマニアという精神疾患であるということは認めないが，クレプトマニアであるか否かを争うということで，裁判官からの問いかけに検察官は同意した。

　今回は，証人尋問と，被告人質問が行われた。

　まず，証人尋問で，被告人の弟が出廷。

　弁護人からの質問で，被告人が6月29日の保釈後，7月8日に赤城高原ホスピタルに入院し，クレプトマニアの治療を開始したことが分かった。医師からは6か月の入院と，退院後2年間は月に2回の通院を続けるようにと言われている。

　家族もこの病院の家族会に出席し，火曜日に行われているスタッフが介入したプログラムと，毎週水曜日のプログラムに参加，勉強している。そのプログラムで，クレプトマニアは根深い病であり，時間がかかるものだと理解した。家族も，被告人とともに一生治療を続けていくとのことだった。

　被告人は，院内のプログラムに出席し，自分が過去に犯してきた事実を語る治療を受けている。刑務所は2013（平成25）年に出所した。今後は，社会復帰をする際には，証人である弟が監督をしていくと話していた。

　検察官からの質問に対しては，被告人自身の意思ではコントロールできないものであると答えていた。

　弁護人から被告人への質問で，クレプトマニアという病気だとは知らなかったと言う。

　治療としてのミーティングでみんなの話を聞き，自分の話をすることで，これまで自分が犯してきたことを反省している。入院するまでは，病気だとは思わなかったが，入院して病気だと知った。被害者に対して，申し訳ないと思っていたが，自分ではどうすることもできなかった。

　医師の診断どおり，2年間の通院治療を続け，通院終了後は，自助グルー

プに通い，弟の監督に服しながら，再犯しないようにしていくとのことだった。

＊

本日で結審となり，次回2週間後10：30〜判決の言い渡し。

4　まとめ・感想

　これまで数多くの窃盗事犯の裁判を見学したことで，もし自分が起訴され裁判を受けることになり，証言台の前で判決を言い渡されることになったら，とあらためて被告人の姿を自分の姿に置き換え，緊張感や恐怖心などを思い起こすことができた。

　見学を始めた当初は，懲役1年6月執行猶予3年という判決が多かったが，最近は懲役2年執行猶予4年という判決が多く，控訴審でも棄却という厳しい判決が下されることが多くなったような印象をもっている。

　これは，クレプトマニアを受け入れ，治療できる赤城高原ホスピタルと京橋メンタルクリニックの名が司法関係者の間で知れ渡るようになってきた一方で，病気を理由に違法行為を続けることを許さない，と考える裁判官が増えたためかもしれない。

　私自身，犯行に及んでいたときから常に恐怖心などは抱いていたにもかかわらず，万引きや窃盗行為から抜け出すことはできなかった。クレプトマニアをはじめとした依存症の本当の恐ろしさ，回復の難しさを痛切に感じている。奥深い病気である。

　それは，退院後に「もう絶対大丈夫」「やらない自信がある」という気持ちは一切なく，常に「またやってしまうかもしれない」「怖い」という思いがあり，毎週の通院・自助グループ（KA）・公判見学・院内プログラム・セミナーへの参加など，できるかぎりのことは行ってきたが，一度だけ再犯をしてしまい，そうした経験から身をもって感じている。

　このままでは遅かれ早かれ刑務所を行き来するような人生を送ることになってしまう。私が出会った仲間には，刑務所を出所してもやめられず，何度も受刑生活を送っているような人がたくさんいる。そのような仲間を見ていると，やはり刑務所での更生では再犯は決して防げるものではない，

と学ぶことができる。

　私自身は，地元に立ち上げたKAの維持・発展を願いながら，これからも回復を目指し，今日一日を大切に，日々盗らない生活を送り続けられるよう努力を重ねていかなければならない。できるだけ早く立ち上げられることを目標に，同じ病で苦しんでいる方々とともに回復を目指していきたい。これまでに犯してきた数えられないほどの過去の犯行に関しては，今後社会貢献などをしていくことで何らかの形で贖罪として返していかなければならないと考えている。

　この本を読んでくださっている読者の方々，そして同じような病を抱えているかもしれない読者の方，さらに当事者・家族・医師をはじめとした治療に携わる医療スタッフ・司法や行政や立法のスタッフのみなさまに，クレプトマニアは刑務所で罰するのではなく，治療をすることで難しいとはいえ回復を可能にし，万引きや窃盗を手放した明るい未来や人生が送っていける，そんな希望のもてる病であるということを理解していただきたいと思う。

Ⅲ　留置場・拘置所へのメッセージ　赤木秀

1　はじめに

　私（男性）は，2014（平成26）年4月に刑務所を仮出所した後，赤城高原ホスピタル院長の竹村道夫医師からクレプトマニアとの診断を受け，同年4月から7月末までの3か月間，入院治療を受けた。退院後は，竹村医師が週一回出張して診察を行っている京橋メンタルクリニックに通院し，またクレプトマニアの自助グループであるKAに参加しながら回復・社会における更生を目指している。

　仮出所から現在に至るまで，犯罪にかかわることなく，回復に向けて努力を継続することができているのは，上記入院および通院と自助グループへの参加，加えてプライベート・メッセージといった治療プログラム，そして同じく回復を目指す仲間とのつながりのおかげだと思っている。

本稿では，通常，病院またはクリニック内で行っているプライベート・メッセージを，東京拘置所に出向いて同所の面会室で行うという試みを紹介する。

2　留置場・拘置所へのメッセージ実現までの経緯

(1)　端緒

2015（平成27）年7月3日，京橋メンタルクリニックでの受診時，主治医の竹村医師から拘置所での出張メッセージ実施の打診を受けた。「以前，プライベート・メッセージを受けた田中さん（仮名：男性）のお母様（以下，お母様）が，東京拘置所に拘留中の田中さん本人へのプライベート・メッセージを希望していらっしゃる」とのこと。

お母様へのプライベート・メッセージ時にはすでに田中さんは拘留中であり，田中さん本人との面識はなかった。

(2)　ご家族（お母様）との事前打ち合わせ等

出張メッセージの打診を受けた当日の夕方，電話で直接連絡を取り合った。電話では，お母様の意向をうかがい，双方の都合を確認し合ったが，最終的な約束は，手紙で田中さん本人の意向を再確認してから，ということにした。

7月10日，お母様より電話にて連絡をいただいた。

「わざわざ拘置所まで来て，話をしていただけるのはありがたい」といった本人の手紙の内容を確認し，7月14日にお母様と私の二人で拘置所に面会に行き，メッセージを行うことになった。

なお，田中さんはその時点で未決（控訴審の判決待ち）状態であり，「知人」として問題なく面会できる状態だった。

3　留置場・拘置所へのメッセージ当日

(1)　事前準備

午前9時50分，東京駅の改札口でお母様と待ち合わせ，拘置所まで同行した。移動中および拘置所の待合室での会話において，以下の内容を事

前確認した。

・田中さんの写真
・家族構成，特にお母様以外のご家族との関係（家族・親戚が田中さんの状況をどこまで知っていて，どのように接しているか）
・田中さんの性格，仕事，人間関係
・田中さんからの直近の手紙(出張メッセージを希望する旨の内容を含む)
・今回の事件内容，一審の結果
・これまでの前科前歴
・現在の田中さんの様子
・更生への意欲

(2)　面会受付

　面会手続きに特に問題はなかった。

　受付用紙の「面会目的」欄には「窃盗癖からの回復を目指す自助グループの説明等」と記載し，「続柄」欄には「母親の知人」と記載した。田中さんが未決状態だったので，私も身分証等の提示を求められることはなく，質問を受けることもなかった。

　なお，判決確定後，被拘束者本人の身分が確定受刑者となった場合に，面会・メッセージが認められるか，その場合の手続きがどのようになるのかは判然としない。少なくとも面会者であるメッセンジャーに対し身分証の提示は求められると思うが，そのうえで「(間接的な) 知人」として面会が認められるか否かについては事前の確認が必要だろう。

(3)　待ち時間および面会時間

　ちょうど田中さんが運動時間中だったこともあり，30分ほど待合室で待った。東京拘置所は収容者が非常に多いので面会者も多く，時間帯・状況によって待ち時間はかなり異なる。

　面会時間の長さについても混雑状況によって変動する。未決収容者に比べて，面会の回数等の制限がある確定受刑者のほうが多少優遇されることがあり，この日も，確定受刑者への面会は「20分」，未決収容者への面会

は「15分」と表示されていた。

(4)　面会状況

　立会刑務官に時間を確認し，すぐに本題に入った。15分という非常に厳しい時間の制約があり，かつ田中さん本人がクリニック通院もKAへの参加経験もない状況だったため，通常のプライベート・メッセージに比べて下記のことに特に留意してお話しした。

・前科前歴，過去がいかに狂っていたかを私が飾らずに端的に話すこと（無理に共感を引き出そうとは思わないが，できれば導入部分で「自分だけじゃない」ことを少しでも感じてほしいとは思った）。

・刑務所は厳しい場所であり，その意味で，「もう刑務所には行きたくない」という思いはある程度の抑止力にはなるが，刑務所では自分の「歪んだ感覚」を正すことはできなかったこと。

・初めは私自身，この治療プログラムに懐疑的だったが，KA，主治医との会話，同じ過ちを繰り返して苦悩する仲間との対話，あるいはこのようなプライベート・メッセージを続けることで，犯罪の繰り返しから気持ちが離れ，生きるのが少し楽になってきたこと。

　途中，田中さんから赤城高原ホスピタルでの入院についての質問も受けながら，時間一杯，否，時間をオーバーしてお話しした。

　立会刑務官も真剣に耳を傾けておられ，面会開始時には「15分で」と釘をさされたにもかかわらず，「25分弱」まで時間を延ばしてくださった。

4　面会を終えて（全体を通しての感想）

　さまざまな面で貴重な経験だった。

(1)　メッセージを受けた本人にとって

　この打診を受けた当初は，正直，「拘置所の面会室にまで行ってプライベート・メッセージをするというのは少しやり過ぎでは？」という思いや，「被収容者の家族と個人的に連絡を取り合って実施するというのはアノニ

ミティに抵触する少し危険な部分もあるのでは？」といった気持ちもあった。しかし，実際にメッセージを行ってみると，過ちを犯し拘束されている状態は，メッセージを素直に受け取れる状態なのかもしれないと思った。

いきなりのメッセージ，しかもごく短時間ということもあり，レシーバー本人にどれほどの影響があったかはわからない。少しでもよい変化へのきっかけになればと思う。そういう意味で，さらに理想を言えば，受刑期間を通して定期的にメッセージを受ける機会をもち続けることができればより効果的ではないかと思った。

⑵　本人の家族にとって

面会時間を利用して出張メッセージを行うことは，本人のためではあるが，家族にとっての意味も大きいと感じた。

拘束中は，物理的に引き離され，被拘束者と面会者の間に大きな隔絶感がある。短時間の面会を終えてガラス越しに別れるとき，被拘束者のみならず家族にとっても，この感覚は大きくのしかかってくるものと思われる。そんなとき，同様の経験を経て，回復を目指しているメッセンジャーが傍らにいれば，家族にとっても心強く思えるのではないだろうか。

⑶　メッセンジャー本人にとって

今まで見ることのなかった光景を目の当たりにし，深く考えさせられた。面会を終えて舎房へ戻る被告人の後ろ姿，そして何より，それを見送った後の家族の表情……。

かつての自分が置かれた状況に重ね合わせ，面会を終えて部屋を出たあと自分の両親もこんな表情をしていたのか，と思うと身につまされる思いだった。自分の過去の経験をあらためて別の視点から見直す，そういった意味で，通常のプライベート・メッセージに比べ，メッセンジャー自身にとっての貴重な経験という意味合いも強い気がした。

資　料

窃盗癖関連新聞記事リストと要旨

資 料　窃盗癖関連新聞記事リスト

1　**2009.2.11.日刊ゲンダイ**
「盗んでしまう病気，クレプトマニア」　DSM-Ⅳ診断基準Ａ項目の問題点。
ストレスが引き金になる。やめたくてもやめられなくなる。治療すれば
改善できる。「治療は，教育，カウンセリング，自助グループ」。26歳女
性患者Ａ子さんの紹介。「毎日，トートバッグがいっぱいになるほど食品
や本などを万引きしていた。・・・自分が病気だとは全く考えていなかっ
た」。赤城高原ホスピタルに半年間入院。竹村院長コメント「万引き，窃
盗を病気だと気づいていない人は，おそらく非常に多い」。

2　**2010.9.10.讀賣新聞［犯罪異変ルポ］**
30歳代前半女性症例の紹介。「高校１年時の万引きで達成感。・・・万引
きを繰り返し，服役。・・・出所して半年もすると，衝動を抑えられなく
なった」。赤城高原ホスピタルにおける窃盗癖治療。・・・窃盗癖患者家
族に回復者（28）が体験談。「警察の取り調べ室では，帰りに何を盗ろう
と考えていました。・・・私は一人では立ち直れませんでした」。竹村院
長コメント，「万引きは一度成功すると，のめり込む傾向が強い」。

3　**2010.12.14.毎日新聞**（伊藤一郎記者）
窃盗癖と摂食障害の関係についての記事。窃盗癖女性92人のうち68人
（74％）が摂食障害を患っていた。神奈川県の21歳女性，大学を休学し
て治療に専念している。関東地方の42歳女性，食品万引きから始まり，
洋服や雑貨まで盗むように。・・・実刑判決を受け１年間服役，出所後も，
またやってしまわないか不安。竹村院長コメント，「刑務所より病院で適
切な治療を行うほうが有効なケースもある」。

4　**2011.12.26,28.埼玉新聞**（米満昌人記者）
「万引き癖女性に実刑」。12月26日記事。さいたま市の67歳女性症例の
紹介。やめられない苦しみ，「やめたいという意志は常にもっているが，
やめられなかった」。家族から「顔も見たくない」と見放された。専門治
療施設入院中。万引き癖の女性　あす判決。患者は，治療により回復を実
感。竹村院長「治療を受けられる医療機関が少ない。適切な治療を受け
れば，症状は回復する」。
12月28日記事。窃盗癖女性に実刑。懲役１年（求刑・懲役１年６月）。さ
いたま地裁「仮釈放中の再犯について，刑事責任軽くない」，弁護側「理

解足りず」。女性は「出所したら，再度，入院治療するつもり」。

5 **2012.8.4.産経新聞夕刊［深層］**（永原慎吾記者）
クレプトマニア，苦しむ患者。「万引きのときだけ，生きている実感」。
関西在住の31歳男性理学療法士の紹介。盗むこと自体が目的化し，万引
きして店外に出ると，途端にものへの興味が失せ，ごみ箱に捨てること
もあった。医療機関での治療を始め，今では症状は改善し，万引きをす
ることはなくなった。竹村院長コメント，「クレプトマニアは最悪の場合，
思い詰めて自殺に追い込まれたり，周りの家族らが疲弊して支えきれな
くなったりする」。

6 **2012.9.24.四国新聞［SCRAMBLU讃岐］**（植村卓司記者）
万引き「やめられない」。治療の必要性に理解を　20代，30代，40代，
50代女性症例の紹介。20代女性，多いときには，1日5店舗で万引き。
誰にも理解してもらえないと思っていた過去を，真剣に聞いてくれるミー
ティングは大切な存在。30代女性，多いときには週5回のペースで万引き。
40代女性，執行猶予中に再犯。50代女性，毎日のように盗むことも。自
助グループ活動が治療に効果的。クレプトマニアに対する社会の認知度
は依然として低い。竹村院長コメント「患者の多くは回復の手がかりを
見つけることなく，再犯と服役を繰り返す負のスパイラルに陥っている。
クレプトマニアは心の病。辛抱強く治療すれば回復は可能。早期治療に
導く仕組みづくりが必要だ」。

7 **2013.1.8.朝日新聞【関東版】［ルポルタージュ現代］**（井田香奈子記者）
朝刊第1社会面（39面）ほぼ全体を使った2400文字を超す8段大作署名
記事。
「万引き，という病　やめられず10年　有罪判決受け　入院して治療」。3症
例の紹介を織り交ぜながら，精神障害としての窃盗癖の解説。窃盗癖の
概念，社会的意義，対応の問題点などを，精神医学や法律の専門家でな
い一般読者にも分かりやすく，興味がもてるように過不足なく伝えてい
て，しかも医学的にも正確。3症例の概要は，以下のとおり。小見出し付。
①「バッグに隙間『まだ盗れる』」　30代の女性医師，摂食障害（過食症），
約10年の万引き歴，執行猶予付有罪，入院治療，赤城高原ホスピタル，
竹村院長。②「患者同士が体験語り合う」　クレプトマニア概念，合併症，

赤城高原ホスピタルと関連クリニックにおける窃盗癖治療の歴史，自助グループ，入院治療のルール，長期万引き癖，服役歴あり女性，入院治療，回復の徴候，実刑判決，控訴，治療中断，収監の日に自殺。③「実刑判決，治療は打ち切り」 40代女性，東京簡裁，懲役10月，治療中断，責任能力，刑務所リピーター。ミーティング風景とナースステーション前の監視カメラありという警告貼紙のカラー写真付。本書第2章5節I項に関連記事（185頁）。

8　2013.1.8.朝日新聞【関西版】
朝日新聞窃盗癖記事（ルポルタージュ現代）の関西版。内容は同じだが，タイトル，見出し，写真などが異なる。万引き衝動，抑えられない。治療に託す大人たち。3か月続くのは2割。小見出しはなく，全体に若干小さめ。関西版では，竹村院長の面接場面と警告貼紙のモノクロ写真付。

9　2013.3.24,26.日本経済新聞【関西版】
3月24日記事。万引き重ねる精神疾患の被告。「治療継続 再発防止の道」。関西在住の60代女性。懲役1年実刑判決の控訴審。亀石倫子弁護士コメント「治療の環境をつくることが再犯防止のためにも必要」。竹村院長コメント「患者のなかには，社会的地位がある人も少なくない」。40代女性中学校教師の症例の紹介。3月26日二審判決 弁護側，執行猶予求める。ストレスきっかけ，治療で回復可能。関係者「病気に理解を」。
3月26日記事。関西在住，60代主婦の症例を紹介。大阪高裁判決，万引き繰り返す精神疾患，治療中被告 二審も実刑。自助グループ結成の動き。大阪地検は昨年夏から，起訴猶予処分となった人や服役を終えた人などに治療施設を紹介し，再犯防止につなげられないか検討している。

10　2013.8.1.讀賣新聞夕刊（佐藤光展記者）
「万引き繰り返す精神障害」「処罰より入院治療」「患者同士『経験』語り合い」。リスクに見合わない少額の万引きを繰り返す人のなかには，衝動を制御できない精神障害の一種「クレプトマニア」を患う人がいるという。この病気は処罰では再犯を防げず，専門的な治療が必要になる。群馬県渋川市の赤城高原ホスピタルの取り組みを紹介する。4年前に2年弱の服役をして出所後に，万引きを再犯した40代女性を紹介している。「涸渇恐怖」説。万引きしたら，買い取り料＋迷惑料1万円，自助グループ活

動など実際の治療内容も紹介。

11 2013.8.22.讀賣新聞[医療ルネサンス]No.5641

処方薬乱用＋クレプト記事。処方薬への依存，「善悪の判断鈍って窃盗」30歳代男性看護師，Ａさんの体験。5年前から睡眠薬を使用し始めたＡさんは，睡眠薬乱用が病的な窃盗癖を誘発し，人生が暗転した。睡眠薬乱用で仕事が手につかなくなり休職，昼間から睡眠薬の錠剤をあめ玉のようにしゃぶり，もうろう状態で窃盗を繰り返し，裁判に。判決日の開廷直前にも万引き。赤城高原ホスピタルで治療を受けることになった。病院到着直後に薬物離脱性けいれん発作。同ホスピタル竹村院長は「犯罪や事故の防止の観点からも，処方の適正化を進める必要がある」と訴える。

12 2013.8.20.毎日新聞【播磨・姫路版】（姜弘修記者）

加古川市の加古川刑務所は19日，30代の女性受刑者が18日朝，意識不明の状態で見つかり，搬送先の病院で死亡したと発表した。死因は心不全。女性受刑者は摂食障害の治療のため単独室に入っていた。

13 2013.9.14.讀賣新聞夕刊【関東版】

夕刊の第1社会面の約半分を使った8段大型記事。論旨は明快。
見出しは以下のとおり。「窃盗癖『刑より治療』」「高裁で温情判決」「執行猶予の女性『もう盗みたくない』」「再犯防止策求める声も」。
リードの前半部分は以下のとおり。万引きの衝動を抑えられず，繰り返してしまう「窃盗癖」の患者に対し，刑罰より治療を優先させる司法判断が出始めている。
本文は，執行猶予中に万引き再犯した27歳の女性患者について，これまでの生い立ちや万引き犯罪歴，赤城高原ホスピタルでの入院治療生活，判決内容など。この症例を含め，治療を優先した判例3件を紹介。竹村院長，林大悟弁護士のコメント。刑務所での窃盗再犯防止プログラム不在の現状。

14 2013.9.20.京都新聞

窃盗症患者に二度目の執行猶予判決。タイトルは，「猶予期間中，また万引き」，「『病的窃盗』被告に刑猶予」，「京都地裁『治療で更生を』」。

60代女性，6か月の入院治療中，主治医の意見書「クレプトマニア診断」。執行猶予中の再犯。懲役1年2月の求刑に対し，懲役1年執行猶予5年保護観察付判決。

15　2013.10.3.毎日新聞夕刊

タイトルは，「女性受刑者3％摂食障害」，「『過食』で窃盗累犯増加 法務省調査」，「収容定員超過 処遇配慮へ」，「『不安と恐怖で』また万引き 31歳被告」，「収容遅れと再犯 悪循環」。

全国の女性受刑者の約3％にあたる124人が摂食障害を抱えていることが，法務省の調査で分かった。罪名別では7割が窃盗罪。また，女性刑務所の収容率は109％で，男性の84％を大きく上回っている。このため，懲役刑確定後半年以上も収監されず，不安と恐怖に耐えかねた患者が再犯するような事態も生じている。

16　2013.10.21.神奈川新聞（川島秀宜記者）

21面，論説・特報欄の大型記事。タイトルは，「『もう二度と』自覚なき犯行 病のような反復」，「増える高齢者の万引き」，「社会的存在感の確認 刑罰より治療を」。

リードは，「少年非行の代表」と呼ばれていた万引きが，「老齢の犯罪」にもなりつつある。2012年に県警が万引き容疑で摘発した65歳以上の高齢者は全体のおよそ3割に達し，初めて未成年者を上回った。盗み，後悔し，また盗む。病ともいえる反復から，逃れられない人がいる。

仮釈放後7か月目の万引き再犯女性（78）に懲役10月の実刑。取り押さえた被疑者との会話を手帳にとり続けている保安員の話。警視庁の調査研究委員長，坂井昭宏教授は，「存在感の確認」が起因するとみる。「現在の処罰制度は機能していない」。赤城高原ホスピタルの竹村院長は，窃盗癖を「ギャンブル依存症に近い疾病」とみて，「刑罰より治療が有効だ」と訴える。窃盗癖は依存性があるにもかかわらず，薬物犯罪のように矯正施設での再犯予防プログラムは確立されていない。一方，治療を条件に実刑を免除する司法判断も出始めている。

17　2013.11.3.上毛新聞

日本嗜癖行動学会群馬大会の紹介，報告記事。タイトルは，「嗜癖の治療や傾向考える」，「高崎で全国大会」。

大会は「広がりゆく嗜癖とのかかわり-新たな局面を巡って」をテーマに，講演会やシンポジウムを実施。開会式で大会長の赤城高原ホスピタル竹村院長は「窃盗癖の治療事例が近年，増え続けている」と新たな傾向を指摘した。

18　2013.11.7.毎日新聞

タイトルは，「摂食障害女性に実刑　服役待機中に食品万引き」，「さいたま地裁」。

窃盗罪で実刑が確定した後に半年以上刑務所に収容されず，その間に食品を万引きした摂食障害の女性被告（31）に対し，「障害克服に向けた努力を怠っており，摂食障害を有利に考慮するのは相当でない」として，さいたま地方裁判所は6日，懲役2年2月（求刑懲役2年6月）を言い渡した。今回の判決が確定すれば，前の刑の懲役1年2月が加算される。

☆この記事は，No.15の記事に登場した女性症例の続編となっている。

19　2013.11.21.毎日新聞【富山版】（成田有佳記者）

タイトルは，「繰り返しの最後」，『再犯防止』の現場から」，「やめられない万引き①」，「窃盗癖『治療させて』」。

窃盗癖患者の万引き事犯，結審。富山地方裁判所（奥山雅哉裁判官）で，執行猶予期間中万引き再犯（2013年2月）事例，主婦（63）の論告求刑公判。求刑は懲役1年。弁護側は執行猶予判決を求め，結審した。主婦は，赤城高原ホスピタル（群馬県渋川市）で窃盗癖と摂食障害の診断を受け，4月から入院。治療を行いながら，公判のたびに一時帰宅している。病院は夫が弁護人から紹介されたが，主婦は当初苦痛だった。「死ぬことでしかやめられないと思っていた盗み」。入院生活で，その考えは一気に変わった。

20　2013.11.22.毎日新聞【富山版】（成田有佳記者）

タイトルは，「繰り返しの最後」，『再犯防止』の現場から」，「やめられない万引き②」，「衝動の思い吐き出して」。

窃盗癖患者，自分の衝動を理解する瞬間。執行猶予期間中万引き再犯主婦（63），保釈中の4月から入院している。主婦は，夫とともに赤城高原ホスピタルを受診。同院で治療中の窃盗癖患者4人の話を聞いた。まるで自分と同じ境遇。入院を決意した。9月，公判のために実家に戻った主

婦は，ふとしたことで自分の衝動を理解できた。

21 　2013.11.26. 毎日新聞【富山版】（成田有佳記者）
タイトルは，「繰り返しの最後」，「『再犯防止』の現場から」，「やめられ
ない万引き③」，「窃盗癖治療励む『仲間』」
窃盗癖患者に再度の執行猶予付き判決。富山地方裁判所で公判中の主婦
は，執行猶予期間中の再犯であるが，再度の執行猶予を望んでいる。仲
間の多くが次々と再度の執行猶予付き判決を得ている。28歳女性元研究
職の場合，・・・。31歳女性も11月に控訴審で再度の執行猶予を，・・・。
40代の女は強盗致傷罪で公判前手続き中。林大悟弁護士は，「根本的な
刑事政策の転換が必要」と話している。

22 　2013.11.29. 毎日新聞【富山版】（成田有佳記者）
タイトルは，「繰り返しの最後」，「『再犯防止』の現場から」，「やめられ
ない万引き④」，「窃盗癖には治療必要」
窃盗癖患者の万引き事犯，結審。800件を超す窃盗癖のケースを診察し
てきた竹村院長に話を聞いた。―現在では，入院中の窃盗癖患者のうち
約半数が摂食障害を合併しており，私は摂食障害患者が共通してもって
いる「涸渇恐怖」と「ためこみ欲求」に注目しています。・・・窃盗癖と
一般の常習窃盗は重なる部分もあり，はっきり区別できるものではあり
ません。病的窃盗でも犯罪行為には違いがなく，原則的には責任能力は
あると考えています。・・・窃盗癖患者の再犯防止には衝動制御の方法を
習得することが有効で，治療が必要だと考えています。

23 　2013.12.6. 毎日新聞【富山版】（成田有佳記者）
窃盗癖患者の万引き事犯，判決。タイトルは，「窃盗癖治療が更生の道」，
「執行猶予中万引き主婦　保護観察付き有罪」，「地裁判決」。裁判官は「ク
レプトマニアの治療をして再犯予防に努めている。治療の継続が更生の
道と判断した」。

24 　2013.12.12. 朝日新聞（吉田伸八記者）
タイトルは，「万引きの高齢者2.8万人」，「警察庁まとめ　過去最多　孤立
化原因か」，「刑法犯11年連続減少」。
昨年1年間の万引きによる逮捕・書類送検高齢者（65歳以上）が過去最

多の2万8000人余り。警察庁のまとめ。今年もほぼ同じペース。（赤城高原ホスピタルと直接関係ない新聞記事）

25　2014.2.18高知新聞（海路佳孝記者）

タイトルは，「『盗みたい』病と闘う」。高知市出身の竹村医師が群馬で治療院運営。

「盗む」衝動を抑えられない人たちがいる。「クレプトマニア（窃盗癖）」といわれる精神障害の一つだ。摂食障害などほかの障害を合併するケースが多く，その治療の草分け的存在が，高知市出身の竹村院長が開院した「赤城高原ホスピタル」（群馬県渋川市）だ。「盗みたい」という心の病と必死に闘う入院患者の姿と，治療の在り方を追った。

万引きし，過食し，嘔吐する。西原瞳さん（仮名）（37）は，20代の中頃から10年間，その衝動を抑えられないでいた。（以下，西原さんの闘病の歴史）。竹村院長は「窃盗癖は刑罰を与え，矯正施設に入れるだけでは回復しない。適切な治療が必要だ」と訴える。

26　2014.3.16.四国新聞

タイトルは，「窃盗癖の治療 重要性を強調」，「高松で精神科医」。

商品を買うだけの所持金があるのに万引きなどを繰り返してしまう精神障害の一種「クレプトマニア（窃盗癖）」について学ぶ講演会が15日，高松市田村町のかがわ総合リハビリテーションセンターであり，専門の精神科医が障害の特徴や治療方法などについて分かりやすく解説した。

27　2014.8.4.東奥日報（佐々木大輔記者）

クレプトマニア「窃盗症」の患者たち1，シリーズ3部作。

タイトルは，「『かわいい』衝動的に」，「県内50代女性 執行猶予中，再び万引き」，「病と知らず繰り返す」，「過食や拒食症 併発も」。

内容は，青森県の50代女性，シオリさん（仮名），執行猶予中の万引き再犯。極端な偏食とためこみ行為と万引き癖。赤城高原ホスピタルでは，窃盗症患者の症例が1000例を超えた・・・。竹村院長は，「クレプトマニアは，回復可能な精神障害」と説明する。

28　2014.8.5.東奥日報（佐々木大輔記者）

クレプトマニア「窃盗症」の患者たち2，シリーズ3部作。

タイトルは，「万引き経験 赤裸々」，「語る，聞く・・・治療，自助グループ重視」，「家族も集会 思い共有」。
シオリさん（仮名）の判決。治療優先のため再び執行猶予。裁判官「私は裁判官を三十数年やってきて，再度の執行猶予を付けたのはこれが初めてです」。赤城高原ホスピタルの治療状況。患者の家族向けの集会。

29　2014.8.6.東奥日報（佐々木大輔記者）
クレプトマニア「窃盗症」の患者たち3，シリーズ3部作。
タイトルは，「司法は治療に協力を」，「専門医『刑罰では万引き再犯防げない』」，「県内にも繰り返す事例」。
赤城高原ホスピタル入院中のアヤさん（仮名，45歳）は，都市銀行の元行員。「かご抜けダッシュ」を繰り返した。判決間近なのに笑顔。竹村院長コメント「近年，東京高裁を中心に治療優先の判決が出始めた」。

30　2014.9.19.信濃毎日（河野理子記者）
食料品万引き 女性に猶予判決，地裁松本支部，対策進まぬ摂食障害 専門的治療機関少なく，増える患者 対応急務。地裁松本支部は18日，食料品などを万引きして盗みの罪に問われた中信地方の女性医師（39）に対する判決で，女性の摂食障害と犯行の因果関係を認め，懲役2年執行猶予4年（求刑懲役2年）の判決を言い渡した。女性は今後，群馬県内の専門医療機関で治療を受ける。

31　2014.10.7.徳島新聞夕刊（共同通信：田尻良太記者）
タイトルは，「日本の現場 記者が行く」，「窃盗症専門のホスピタル」，「自らの過去と闘う患者」，「犯歴を告白 治療に望み」。①北陸地方の40代主婦，②摂食障害の女性回復者，③東北地方の50代女性と夫の話。

32　2014.10.26.中日新聞朝刊（西山輝一記者）
1面トップ＋33面トップ記事。
1面タイトル，「心の病『窃盗症』」，「衝動抑えられず繰り返し万引き」，「根底に空虚感 専門医『治療が必要』」。静岡市の主婦（49）の公判，赤城高原ホスピタルでの治療などを紹介。33面トップにも関連記事。タイトル「一人じゃないから立ち直れる」，「窃盗症 治療中の女性」，「自助団体に参加 不安を分かち合い前へ」。

33　2014.10.21-28.高知新聞（海路佳孝記者）

本紙記者が見た窃盗症という病，シリーズ6部作。

高知新聞社会部記者による力作。内容は以下のとおり。①抑えられない衝動，摂食障害から万引へ。②「底突き」回復誓う，家族の支えで入院治療。③「刑罰より治療を」，相次ぐ弁護依頼。④「恥ずかしい過去」向き合う，変わる姿に夫から手紙。⑤ミーティングで回復探る，共通する「飢餓感」。⑥高知でも自助の受け皿を，回復への歩みのために。

34　2014.11.16.東京新聞（唐沢裕亮記者）

29面（社会1面）トップ記事。

タイトルは，「犯罪予防へ」，「窃盗症は治療を」，「『服役しても改善できぬ」，「お金あるのに，衝動に駆られ」。「刑務所から出所して，1週間後にはもう万引きしていました」という43歳女性，親子関係のストレスから万引きを繰り返す男子大学生（22歳）ケースなど。

35　2014.11.23.中日新聞［ニュースを問う］（西山輝一記者）

タイトルは，「盗む病『窃盗症』」，「『治療が必要』との認識を」，「服役効果小さい」，「根底に空虚感も」。10月上旬の静岡地方裁判所，常習累犯窃盗事件，実刑判決。赤城高原ホスピタル入院中の30代女性。70代女性。60代女性。4回目の服役中の65歳男性を紹介。

36　2014.12.26-31.愛媛新聞（森岡岳夢記者）

老境の過ち，増加する県内の高齢者万引き，シリーズ6部作。

内容は以下のとおり。①高い再犯率。②家族の苦しみ。③店舗の損害。④病院。⑤窃盗症治療。⑥社会連携。

37　2015.2.12.日経新聞

タイトルは，「『病的窃盗』治療で断つ」，「欲しくないのに…衝動的に万引き」，「弁護士・更生施設，相談役に」，「早期発見で再犯防ぐ」，「患者6〜7割が女性」，「医療機関の充実急務」。

長野保護観察所における病的窃盗支援プログラム，高知県地域生活支援センターの取組み，有志弁護士による相談窓口，赤城高原ホスピタルにおける専門医療など。竹村院長の診察風景写真付。

38　2015.2.26.朝日新聞（森本美紀記者）

タイトルは，「摂食障害 治療して向き合えた」，「過食のち絶食 何度も食品万引き」，「医療刑務所で診断」，「女子収容棟を新設 進まぬ理解 支援へ学会動く」。

北九州医療刑務所における摂食障害への取組み。法務省による摂食障害受刑者の調査。赤城高原ホスピタル竹村院長が診察した窃盗癖患者1100人のうち，3割が摂食障害合併。林大悟弁護士らの相談窓口，日本摂食障害学会の作業部会。同部会リーダー鈴木真理政策研究大学院教授のコメントなど。

39　2015.8.23.毎日新聞【香川版】[ジグザグかがわ]（道下寛子記者）

「クレプトマニア」が増加。窃盗の"病"どう防ぐ，適切な治療必要。

県内の80歳女性が今年3月，入院先の病院で自死（自殺）した。万引きを繰り返して，実刑判決を受けたことが引き金になったとみられる。自死する2日前，「刑務所に行くぐらいなら死ぬわ」と話したという。・・・クレプトマニアの患者を数多く治療してきた赤城高原ホスピタルの竹村院長の話「窃盗を繰り返さないためには最低2年の治療が必要だ」。

40　2015.10.5.朝日新聞【福岡版】（安田桂子記者）

万引きやめられぬ，心の病 専門家「刑罰より治療を」。

衝動的に万引きを繰り返す「クレプトマニア（窃盗症）」と呼ばれる精神疾患がある。犯罪として法廷で裁かれる一方，専門家の治療を受け，当事者同士の自助グループで境遇を語り合うなど，回復を目指す取組みも全国で広がる。■16回検挙，80歳に実刑。赤城高原ホスピタルの竹村院長は「再犯を防ぐには刑罰よりも治療が求められる」と話す。■広がる自助グループ■地域の支援必要 NPO法人全国万引犯罪防止機構の福井昂事務局長の話。とがめるだけでは状況は改善されない。日本地図と15か所の自助グループ。

41　2016.1.10.産経新聞[ならズーム]（山崎成葉記者）

「窃盗症患者」の支援団体発足。再犯率高く，長期間の治療必須。

「盗みたくないのに，スイッチが入って盗んでしまう」。経済的な理由などでなく，衝動を抑えきれずに万引きを繰り返す病気「窃盗症（クレプ

トマニア）」。再犯率も高いが，奈良県内には専門的な治療を行う施設などはなかった。そうしたなか，昨年12月，弁護士らが県内唯一の支援団体「KAなら」を発足させた。"病気"という側面を認識したうえでの再犯防止に向けた取組みを進めている。

42　2016.2.7.東京新聞［こちら特報部］
　　増え続ける高齢者の万引　二度としたくないけど　Gメン「見つけると胸痛む」心に空洞…やめられず。
　　お年寄りによる万引きが増え続けている。一般刑法犯の高齢者のうち6割が万引きだった。万引きは，再犯が多いのが特徴で，衝動的に繰り返す精神疾患の人もいる。お年寄りの話から浮かんだのは，貧困問題だけではなく，満たされない思いや孤独感だった。

43　2016.4.14.神戸新聞（有島弘記者）
　　窃盗症克服　手と手携え　万引き繰り返す精神疾患　県内にも自助グループ　患者集まり経験語る。竹村院長の話「意思だけでは治らない」。

44　2016.6.25.中国新聞（治徳貴子記者）
　　窃盗症　探る回復の道，胸の内語り合う場　空虚感埋める，自助グループ　広島にも。30代女性症例を取材，摂食障害，窃盗症，赤城高原ホスピタルに入院，グループ療法の効果，自助グループKAが広島市内にも。

45　2016.11.9.讀賣新聞夕刊［こころ（健康のページ）］（佐藤光展記者）
　　向精神薬の副作用　万引き何度も・・・覚えがない　薬への耐性と依存　服用量増加。

46　2016.12.13-16.毎日新聞【青森版】（一宮俊介記者）
　　クレプトマニアの実情，盗みをやめられない人たち　に4日間連載。毎日新聞青森支局の記者による署名記事。①13日，324円万引きで懲役5年。「なぜ盗むのか分からない」。②14日，「刑事罰では治らない」逮捕10回　施設で治療中の30代女性。③15日，患者同士　話し合い　治療で「回復可能」な病気。④16日，弁護士と医師　協力不可欠　公判中の治療がベスト。
　　同月24日には，あおもり余情'16の4回目として，同じ毎日新聞，青森

版に同じ記者による追加記事が掲載された。タイトルは，理解されにくさ壁に 窃盗症，新たな一歩を。

47 2017.1.16-21.上毛新聞
連載記事「迫る罪と社会復帰」
①16日，再犯防止 支えが大切 知的障害者更生 粘り強く。②17日，再犯への不安 生活安定へ居場所を。③19日，向精神薬乱用 悩み打ち明けゆとり。④21日，クレプトマニア 同じ境遇 心の支えに。

48 2017.2.16.毎日新聞［記者の目］（宮俊介記者）
タイトルは，盗みを「やめられない」病気 理解されにくさ壁に 理由説明できず，治療と自覚必要 罰だけでは限界，疑問に向き合う（12月に青森版に連載された記事の要約。全国版記事）。

49 2017.3.6-10.朝日新聞【全国版】（宮島祐美記者）
依存症シリーズ「万引き」1-5。
①3月6日，最初はキャンディー1個，②7日，窃盗症「まるで私のこと」，③8日，「壊れている」治療決意，④9日，服役 夫の手紙が支えに，⑤10日，患者仲間と話し回復図る。

50 2017.5.31.讀賣新聞【全国版】
万引き再犯 治療優先，罰金判決 徐々に，保護観察中「本来なら実刑」施設，プログラム不十分。
保護観察中に万引き再犯をした被告が罰金を言い渡された3件の事例について報告している。

51 2017.6.14.信濃毎日新聞
つながりなおす依存症社会 59 第7部 罪に終わらせず⑦ 裁判後も弁護士らの団体が支援 回復につなげる司法に。
林大悟弁護士の担当した2人の窃盗症（女性）事例について報告している。

52 2017.8.25-9.1.朝日新聞【群馬版】（三浦淳記者）
窃盗症連載記事，「クレプトマニア やめられない万引」，5回シリーズ。
①8月25日，記事のタイトルは，頭と違う行動に戸惑い 被告「自分で

も分からない」82歳女性と63歳女性症例，②26日，「空っぽの心 埋める」衝動，失意体験や家庭問題きっかけ，50代の二人の女性症例，③30日，治療中 再犯繰り返す恐怖，「絶望的状況からも回復の光」，30代の二人の女性症例，④31日，支える家族 苦悩と希望，「向き合うべきところが見えた」，50代の男性症例，また，30代回復途上者が司会する家族会の様子，⑤9月1日，「刑罰よりも治療必要」，刑務所 特化プログラムなく，実刑判決を受けた50代女性と収監の日に自殺した30代女性症例を紹介。

---

53 2017.12.26.下野新聞（東山聡志記者）

アングル社会2017。「盗まずにはいられない」，摂食障害から「窃盗症」に，治療中の女性が苦しい体験語る，刑務所内の摂食障害患者，医療につなぐ仕組み必要。

---

54 2018.3.1-3.6.熊本日日新聞（福井一基記者）

万引がやめられない「クレプトマニアの実態」，5回シリーズ（毎回カラー写真付）。

各回記事のタイトルと内容は，①（3月1日），「盗む，食べる，吐く 日課に」，「服役3回 罪の意識なく」，27歳男性症例，②（3月2日），「居場所 見つけた思い」，「依存症患者と交流」，同症例続編，③（3月4日），「再犯防止 収容より治療」，「回復めざしミーティング」，同症例続編，40代女性の判決，④（3月5日），「『理不尽さ埋め合わせ』」，「報われない気持ち衝動に」群馬県赤城高原ホスピタルの治療を取材，竹村院長の解説，⑤（3月6日），「『治療 継続するだけ』」，「回復信じ前を向く患者」，治療中の再犯について，契約書の重要性，31歳女性症例を紹介。

---

55 2018.3.6.下野新聞（東山聡志記者）

「マラソン元日本代表，再び万引」，「執行猶予中，群馬で起訴」，「窃盗症，治療中再犯も」，「病気の意識，自覚必要」，「専門医指摘」，竹村道夫院長は「一般的に，窃盗症は治療中も再犯に至る事例が珍しくない」と指摘する。

おわりに

　ロビン・ノーウッドが著した『愛しすぎる女たち』と『愛しすぎる女たちからの手紙』（いずれも落合恵子訳／読売新聞社）を読んだのは，ちょうど50歳の頃だった。この本は共依存症について書かれたものだったが，同時に彼女の臨床哲学がベースになったものでもあった。その数年後，私は公務員を辞めて小さな相談室を開いたのだが，この2冊の本がそのときの礎になったといっても過言ではない。

　彼女が著書のなかで自分も共依存症者であり，男性依存症者でもあると告白しているが，自分が何者でありそこからどのように回復してきたかを語っているところに，彼女の誠実さが感じられた。そして，その過程で経験したことを，あますところなく治療方針に反映していたのである。

　私が最も共感したのは，相互援助グループのミーティングに参加することを，セラピーを引き受ける条件（治療契約）にしていることだった。共通の問題をもっている者同士が，その問題を解決するために経験と力と希望を分かち合う場が，相互援助グループのミーティングである。それが重要な「社会資源」であることを，彼女自身が身をもって体験してきたからだった。

　私も30年以上，週に2回は相互援助グループのミーティングに通っているが，実は参加し始めたころ，その効用について半信半疑だった。なぜなら治療者はいないし，「言いっ放し・聴きっ放し」というミーティング・スタイルにもなじみがなかったからだ。だが不思議なことに，通い続けていると，後から動機がついてきた。それは大きな発見だった。

　だから私も，相互援助グループのミーティングに通うことを相談契約に入れ，クライエントにこう言っている。「ミーティングに行って，あの人みたいになりたいと思う人を探してください。でも簡単には見つけられないかもしれませんので，見つけられるまであちこちのミーティング場に行きましょう。もし見つけられたら，その人が回復するために何をしている

か，注意深く話を聴くことです。あとはあなたがそれをまねするだけでよいのです」

　継続相談になったほとんどのクライエントはこの契約を守っている。何度言ってもミーティングに行かないクライエントには，イエローカードを提示し「次のセッションでも，まだミーティングに行かない場合は，レッドカードになります」と伝えることにした。それでもミーティングに行かない場合にはレッドカードを提示し，「相談は今日で終わりになります。そうしないと私も契約違反になるからです。思い直してミーティングに行くようになったときには，相談を再開できます」と伝えている。

　しかしレッドカードを出したクライエントが，再び相談室に現れないのは残念なことである。「よかったら行ってください」などという「提案」は治療者側の責任放棄に過ぎない。治療の初期に必要なことは「強要」である。もちろん自分が行っていなければ「強要」はできない。

　筆者のやり方を「下手な商法だ」と思う人がいるかもしれない。しかし，依存症という病気は「再生か死の病」と言われているように，クライエントは命がけで依存対象と取り組んでいるのだ。それなら，こちらも命がけでその問題に取り組まなければ失礼だろう。

　「臨床」に妥協はないのだ。

　この本の制作にあたっては，多勢のご本人やご家族の協力をいただいた。また今回も澤誠二氏や坂弘康氏の忍耐強いサポートのお陰で上梓することができた。この場をお借りして，みなさまに深く感謝したい。

2018年早春　　　　　　　　　　　　　　　編者　吉岡　隆

【編者紹介】

竹村道夫（たけむら・みちお）

1945（昭和20）年高知県生まれ。大阪大学医学部卒業。医師，精神保健指定医。精神科専門医。

帝京大学医学部精神科，同大学医学部付属病院付属分院溝の口病院精神科科長（嗜癖問題臨床研究所所長兼務），群馬病院を経て，1990（平成2）年アルコール症専門治療施設の赤城高原ホスピタル開院。

現在，特定医療法人群馬会赤城高原ホスピタル院長・京橋メンタルクリニック勤務医。

主著に，「彼女たちはなぜ万引きがやめられないのか？　窃盗癖という病」（監修）飛鳥新社出版，2013年など。

吉岡隆（よしおか・たかし）

1946（昭和21）年浦和生まれ。上智大学，同大学院卒業。ソーシャルワーカー。

東京都立松沢病院，埼玉県精神衛生センター，埼玉県川越児童相談所，埼玉県越谷児童相談所，埼玉県立精神保健総合センター，埼玉県所沢保健所を経て，1998（平成10）年こころの相談室「リカバリー」を開設。

現在，こころの相談室「リカバリー」代表。

主著に，「依存症」（共編）中央法規出版，1998年，「性依存」（共編）中央法規出版，2001年，「援助職援助論」明石書店，2009年，「アルコール依存症は治らない《治らない》の意味」（共著）中央法規出版，2013年など。

【執筆者一覧】 （所属は第1刷発行時）

竹村道夫（特定医療法人群馬会赤城高原ホスピタル）	序章・第2章第1節
吉岡隆（こころの相談室「リカバリー」）	第2章第2節
林大悟（弁護士法人鳳法律事務所）	第2章第3節
沢登文治（南山大学法学部法律学科）	第2章第4節
井田香奈子（朝日新聞）	第2章第5節 I
今井亮一（フリージャーナリスト）	第2章第5節 II
松本功（特定医療法人群馬会赤城高原ホスピタル）	第2章第6節 I
羽生麻里（仮名・当事者）	第2章第6節 II
赤木秀（仮名・当事者）	第2章第6節 III

窃盗症 クレプトマニア──その理解と支援

2018 年 5 月 20 日　初 版 発 行
2022 年 6 月 1 日　初版第 3 刷発行

編集	竹村道夫・吉岡隆
発行者	荘村明彦
発行所	中央法規出版株式会社
	〒 110-0016　東京都台東区台東 3-29-1 中央法規ビル
	TEL 03-6387-3196
	https://www.chuohoki.co.jp/
印刷・製本	西濃印刷株式会社
装幀・本文デザイン	齋藤視倭子・伊東裕美

ISBN978-4-8058-5698-7
落丁本・乱丁本はお取り替えいたします。
定価はカバーに表示してあります。
本書のコピー，スキャン，デジタル化等の無断複製は，著作権法上での例外を除き禁じ
られています。また，本書を代行業者等の第三者に依頼してコピー，スキャン，デジタ
ル化することは，たとえ個人や家庭内での利用であっても著作権法違反です。
本書の内容に関するご質問については，下記 URL から「お問い合わせフォーム」にご入
力いただきますようお願いいたします。
https://www.chuohoki.co.jp/contact/